AF460412

OBSERVATIONS PRATIQUES

sur

LES EAUX MINÉRALES

de

KREUZNACH,

et particulièrement sur

LA SOURCE DITE D'ELISABETH

remarquable par la quantité de Iode et de Brome

qu'elle contient;

BIBLIOTHÈQUE NATIONALE R.F. IMPRIMÉS

26783

par

le Dr. J. E. P. Prieger,

Premier médecin des eaux minérales de Kreuznach,
Conseiller sanitaire intime de S. M. le Roi de Prusse, Chevalier de plusieurs ordres, et membre de plusieurs académies et sociétés savantes.

FRANCFORT s. M.

LIBRAIRIE DE CHARLES JUGEL.

1847.

Imprimerie
d'Auguste Osterrieth.

Sommaire.

Préface.

La célébrité européenne dont jouissent les eaux de Creuznach grâce aux cures admirables qu'elles ont effectuées en si grande quantité rendait nécessaire une traduction de mon ouvrage sur ces eaux, et notamment sur celles de la source Elisabeth, dans la langue française, comme étant la plus répandue de toutes les langues. Le choix de cet idiome est d'ailleurs justifié par la fréquence toujours plus grande d'étrangers qui nous viennent de la Russie, de la France, de l'Angleterre et de la Belgique, tous pays où le français est parlé soit par la nation, soit par l'élite de leurs habitants.

Cette édition, de même que l'édition anglaise soignée par mon fils, le docteur **Oscar Prieger** est enrichie de quelques expériences postérieures à la publication du texte allemand, où elles ne sont pas consignées.

Les plus grands médecins de notre époque, et les plus renommés à la fois comme praticiens, attestent l'extraordinaire efficacité de nos sources dans les maladies que j'ai décrites.

M. Kopp, un des médecins dont l'Allemagne se glorifie à si juste titre, à qui Creuznach a tant d'obligations, paraît avoir le premier reconnu l'utilité et les vertus éminemment curatives de nos eaux, dont il a prescrit l'emploi. Les plus célèbres médecins de l'Allemagne ont accordé leur confiance à nos eaux, qu'ils ont recommandées dans leurs écrits et fait prendre à leurs malades. Nous pouvons en dire autant de **Charles Locock** et de sir **James Clarke** en Angleterre, d'**Andral**, **Cazenave**, de **Ricord** et de **Lugol** en France; en Belgique l'honorable **Rieken** qui rend ses nouveaux compatriotes attentifs à tout ce que les médecins allemands produisent de bon a beaucoup contribué à leur faire apprécier nos sources. En Russie même, les médecins les plus distingués n'ont pas tardé à reconnaître l'extrême utilité de nos eaux, jointe aux heureux avantages de notre climat. Cela nous a fourni l'occasion de voir chaque année un grand nombre d'étrangers, venus ici pour rétablir leur santé délabrée et qui, après leur guérison, retournent dans leur patrie proclamer la supériorité de nos eaux, dont la reputation augmente ainsi de jour en jour.

Notre compatriote **Justus Liebig**, dont on admire le génie, porte sur nos eaux un jugement digne de la plus grande attention:

„*Je ne pense pas,*“ dit-il, „*que nous „ayons en Allemagne une source d'eau miné- „rale dont les propriétés salutaires soient „aussi constatées et aussi évidentes que ne le „sont celles des eaux de Creuznach; les ca- „prices de la mode leur porteront moins de „préjudice qu'à beaucoup d'autres,* etc.“

Puisse ce petit travail contribuer aussi à répandre toujours davantage la réputation bien méritée de nos eaux et à leur assigner dans l'apparat médical la place dont elles sont dignes par leur heureuse efficacité.

Je termine par un vœu bien ardent, que me dicte l'intérêt véritable des malades qui fréquentent nos bains: c'est que jamais la concession d'une maison de jeu n'apporte à Creuznach les embellissements ou autres avantages qui s'y rattachent. Quiconque sait combien ce poison du jeu est moralement et physiquement destructif de tout heureux effet même des eaux et des remèdes les plus excellents, quiconque d'entre mes confrères prend vraiment à cœur, comme moi, ces sources et leur réputation, partagera mon opinion et aimera mieux Creuznach tel qu'il est qu'embelli aux dépens de la santé des baigneurs.

Creuznach, le 1er juin 1847.

I.

Composition chimique
de la source Elisabeth.

Nos eaux minérales, dont la *source Elisabeth* a obtenu la plus grande importance et l'emploi le plus étendu (il faut y joindre les sources de Münster et des salines de Theodorshalle et de Carlshalle), se distinguent parmi toutes les eaux minérales de l'Allemagne par leurs combinaisons chimiques extraordinaires et leur richesse en *iode* et en *brome*, de même qu'en *sels d'acide carbonique* et *muriatique*.

Liebig, notre grand chimiste, trouva le premier le brome dans nos sources, et me fit remarquer, il y a déjà 20 ans, la prodigieuse richesse chimique de nos eaux et l'importance qu'elle leur ferait obtenir.

La source Elisabeth contient à une température de 10, 5° Réaumur dans 16 onces d'eau les éléments chimiques suivants:

Chlorure de Potassium	0,9717000 gr.
Chlorure de Sodium	72,9223680 -
Chlorure de Lithium	0,0750000 -
Chlorure de Calcium	13,2769370 -
Chlorure de Magnesium	0,2515250 -
Bromure de Sodium	0,3072000 -
Jodure de Sodium	0,0032145 -
Carbonate de Magnesium	1,3511240 -
Carbonate de Strontium	0,6835100 -
Carbonate de Barium	0,2994200 -
Carbonate ferreux	0,1993550 -
Carbonate d'oxydule de Manganesium	0,0095665 -
Terre d'alumine	0,0215320 -
Silicium	0,3139530 -
La somme des parties fixes est	90,6864050 gr.

La source Elisabeth contient assez d'acide carbonique pour que l'eau en soit facile à digérer, sans pourtant causer des congestions de sang vers la tête et la poitrine.

II.

Manière de prendre les eaux de la source Elisabeth.

Les eaux d'Elisabeth se prennent ordinairement pures et telles qu'elles jaillissent du sein de la terre. Ce n'est que dans les cas fort rares où la nature de la maladie l'exige absolument, que le médecin prescrit de les prendre chaudes ou mêlées avec du lait, du petit-lait, des sucs végétaux, etc.

Il est reconnu que, dans la plupart des maladies, l'usage de petites portions de 2 à 4 onces, bues près de la source, a été le mieux supporté et a produit le meilleur effet sur l'organisme. On ne prend guère plus de six verres d'eau, qui en contiennent 4 à 8 onces. Une promenade de 12 à 15 minutes, faite à pas lents dans les intervalles de la boisson, est très salutaire et aide beaucoup à la digestion. De peur que le gaz carbonique, si important pour la digestion de l'eau salée, ne s'évapore, il ne faut pas laisser cette eau trop longtemps dans un verre découvert, et il vaut mieux en avaler de temps en temps quelques gorgées près de la source, et puis se promener dans les environs, que d'emporter un grand verre d'eau et de le vider peu-à-peu tout en marchant. Si on laisse l'eau trop longtemps en contact avec l'air atmosphérique, il se forme souvent un précipité que l'analyse chimique a démontré être du carbonate de chaux, du sesqui-oxyde de fer, du sesqui-oxyde de manganèse, du protoxyde de manganèse, du carbonate manganeux, du silice et de la terre argileuse. C'est là une décomposition de l'eau salée qui contrarie beaucoup l'effet salutaire de la source et qu'on doit éviter avec soin en ayant la précaution indiquée ci-dessus.

C'est surtout la quantité modérée d'acide carbonique contenue dans nos eaux minérales qui en facilite la digestion, en même temps qu'elle contribue beaucoup à faire passer plus vite dans le sang leurs propriétés médicamenteuses. Outre ce premier effet d'améliorer la digestion et la résorption, le gaz carbonique excite et vivifie les fonctions secrétoires et excrétoires; la preuve incontestable s'en présente souvent dans l'activité prononcée des organes urineux. Une décomposition pareille a aussi lieu quand l'eau est restée longtemps dans des bouteilles mal bouchées ou qui ne le sont pas du tout. Dans le premier cas, la formation du précipité est seulement plus lente que dans le second.

Les eaux minérales sont d'une efficacité tout autre que les cures d'eau froide : elles nettoient le corps des matières morbifiques que des maladies apportées en naissant ou survenues plus tard y avaient amassées et renouvellent le sang par les substances médicamenteuses qu'elles font pénétrer dans les humeurs. Par l'usage des eaux minérales cela s'effectue promptement, souvent en peu de semaines, au lieu que, pour guérir par l'eau froide, il faut des mois et souvent des années.

III.

Des effets de l'eau de la source Elisabeth.

Bien que l'eau de nos sources, employée comme boisson, ait pour effet de nettoyer et de corriger les humeurs, il paraît cependant que son action porte essentiellement sur les âcretés et les dépositions maladives que contiennent le sang de la veine-porte et les vaisseaux lymphatiques.

La veine-porte est le vaisseau principal par lequel s'opère la résorption des boissons dans le bas-ventre, ce qui produit un effet très salutaire sur la masse des humeurs. L'eau minérale, ainsi résorbée, n'y reste que peu de temps, et se répand bientôt dans tout le système vasculaire. Les éléments dissous et décomposés du sang, qui sont accumulés dans la veine-porte, sont séparés par la sécrétion de la bile en passant par le foie, et éloignés ainsi du corps. Comme l'eau froide de la source Elisabeth, employée comme boisson, est plus stimulante et produit plus de chaleur que les eaux des salines, qui sont plus chaudes, elle est plus facilement résorbée, moyennant une réaction forte et saine des organes digestifs, et par cela même elle peut exercer un effet plus salutaire. Les eaux de la source Elisabeth chauffées ou les eaux des salines, qui sont naturellement plus chaudes, produiront au contraire un meilleur effet sur des malades plus faibles ou très irritables, parce que chez des personnes faibles l'eau qu'on introduit froide dans l'estomac provoque facilement une contraction convulsive des membranes de cet organe, qu'elle passe vite de l'estomac dans le canal intestinal et empêche toute résorption des humeurs, en causant souvent des diarrhées. Si le médecin veut effectuer chez son malade une entière purification du sang, il faut qu'il lui fasse avant tout comprendre que la guérison par nos eaux ne nécessite pas de fortes diarrhées, renouvelées chaque jour, mais qu'elle dépend tout-à-fait d'une bonne digestion et de l'infusion successive des eaux dans le sang, ce qui occasionne alors une forte excrétion d'éléments malades et une amélioration de la masse entière des humeurs.

C'est une grande vérité que *Schulz* a énoncée en disant (Rajeunissement de la vie humaine) que la trop grande quantité d'eau qu'on fait boire dans les établissements d'eau froide amène un état ictérique et des sécrétions maladives de la bile, s'il y avait déjà avant et pendant la cure une relaxation dans le système sanguin. L'usage de tant d'eau froide n'est d'une parfaite utilité que lorsqu'il y a une accumulation prononcée de sang usé, par exemple chez des personnes qui ont fait usage, la plus grande partie de leur vie, d'une table somptueuse, de beaucoup de boissons spiritueuses, etc.

Le temps le plus convenable pour boire nos eaux est le matin de bonne heure. L'air est déjà réchauffé par les rayons du soleil, l'estomac est encore vide, les nerfs, les veines et les vaisseaux lymphatiques ne sont pas encore sous l'influence de ce qu'on a mangé et bu, et après le sommeil fortifiant de la nuit, la force de résorption n'est point interrompue ni l'irritabilité des nerfs affaiblie.

Si la forme de la maladie exige qu'on boive deux fois par jour, on choisira de préférence le soir, 3 à 4 heures après le dîner. On prend ordinairement alors la moitié de la quantité d'eau qu'on a prise le matin.

Il est même nécessaire quelquefois d'en prendre encore quelques verres avant le dîner, mais il faut alors que le dîner et le déjeûner soient très frugals, et qu'on prenne l'eau 2 ou 3 heures avant et après avoir mangé.

IV.

Prescriptions diététiques.

Les eaux de Creuznach demandent une diète beaucoup plus sévère et un choix plus attentif des aliments que toutes les autres eaux minérales. On s'expose à des accidents très dangereux et même terribles, lorsqu'on s'écarte des prescriptions du médecin à cet égard. Des repas de peu de mets frugals et simples, préparés sans acides et sans épices, conviennent le mieux au malade. Tout médecin attentif aura soin de lui indiquer d'une manière précise les mets et les boissons qu'il pourra prendre sans inconvénient pour l'effet heureux de la cure.

Remarque. Dans un écrit plus étendu (1837 l. c.) j'ai cru devoir prévenir les malades scrofuleux contre le trop grand usage des pommes de terre. La théorie et l'expérience viennent confirmer cette opinion. Les plus fameux médecins sont de cet avis, et de minutieuses analyses chimiques ont démontré que le sang des scrofuleux est pauvre en sels et en azote, qu'il contient peu de corpuscules de sang, dont une partie est décomposée en plasme et en paraît plus rouge, qu'il se forme dans l'urine des scrofuleux de l'acide, soit oxalique, soit benzoïque, que la bile chez beaucoup d'individus scrofuleux contient moins de carbone et que le sang des veines est plus rouge qu'à l'ordinaire. A ces faits physiologi-

Le médecin ne saurait être plus sévère dans ses prescriptions diététiques que lorsqu'il s'agit de nos eaux. Un régime austère est, selon moi, la première condition du succès.

Tout malade qui désire rétablir sa santé d'une manière durable — et quel malade n'aurait point ce désir? — doit observer strictement la diète que la cure

---

ques se joint l'expérience *universelle*, que les scrofules sont rares partout où l'on prend une nourriture riche en azote, surtout de bonne viande bien fraiche, et qu'elles sont fréquentes partout où la nourriture consiste en des mets farineux ou en pommes de terre, qui contiennent peu d'azote.

La nourriture principale de nos ancêtres se composait de viande, de lait et de pain, qui sont tous plus ou moins riches en azote, tandis que maintenant la jeunesse et la population indigente sont, même dès le berceau, nourries et en vérité souvent bourrées de pommes de terre, si pauvres en azote. Dans les siècles précédents les scrofules étaient une maladie rare et peu connue, ce qu'on doit certainement attribuer aux causes que je viens d'indiquer.

Dans notre époque, où les plus grands chimistes, Liebig en Allemagne et Dumas en France, ont dirigé leurs études vers le procès de la nutrition, les observations sur les pommes de terre que le professeur Mayer de Bonn a publiées dans la Feuille de correspondances médicales Nro 23, 3e vol., sont d'une grande importance. Il dit:

»Une foule d'expériences ont démontré l'influence nuisible de la farine pas assez cuite, et l'on sait que les résultats de cette nourriture crue sont l'obstruction des vaisseaux lymphatiques des intestins, le gonflement et l'endurcissement des glandes mésentériques, les maladies scrofuleuses, le rachitis et les maladies de vers. Ces préjudices se réunissent tous au plus haut degré quant aux pommes de terre, dans lesquelles l'amylum est presque crû quand on les

exige; s'il ne le fait pas, les plus forts médicaments et les eaux les plus efficaces demeurent non seulement sans effet, ils peuvent même aggraver la maladie.

---

mange. A cette influence nuisible de la farine de pommes de terre s'en joint encore une, provenant de la substance narcotique que le suc renferme. Ces influences nuisibles sont prouvées par le fait que des cas d'empoisonnement ont eu lieu après qu'on avait mangé des pommes de terre non encore mûres, ou à peine extraites du sol. Il faut non seulement éviter cela, mais encore les cuire avec très peu d'eau, ou plutôt dans la vapeur de l'eau, et les manger à moitié sèches, quand les substances narcotiques se sont évaporées. La pomme de terre cuite dans la cendre ou sur du fer peut le moins nuire. Il faudrait avant tout fixer combien de substances narcotiques se trouveraient dans une certaine quantité de pommes de terre en comparaison de la substance narcotique du tabac, que l'homme des classes pauvres avale si souvent avec plus ou moins de préjudice, en le mâchant ou en fumant. Que la substance narcotique des pommes de terre a une influence nuisible et affaiblissante sur le système nerveux et sur les membranes musculaires de l'estomac et des intestins, cela s'observe chez des personnes très irritables, qui ont l'estomac faible (c'est-à-dire une grande irritabilité des nerfs avec un affaiblissement de la force musculaire) et chez lesquelles une soupe épaisse aux pommes de terre peut produire une sensation de faiblesse paralytique dans l'estomac. Cette influence narcotique des pommes de terre est encore plus évidente chez les animaux vivipares d'une constitution faible et sensible, surtout chez les rongeurs. Par une influence narcotique, j'entends non seulement une influence affaiblissante sur le cerveau, et qui se manifeste par un étourdissement, mais encore sur la moëlle de l'épine dorsale et même sur le système nerveux, influence qui même est assez forte pour paralyser ces organes, en ôtant aux nerfs le fluide magnétique de la vie.«

Outre ces sévères prescriptions pour la nourriture, le malade doit suivre un mode de vêtement conforme à son état de santé et au temps qu'il fait.

V.

Habitations.

Dans la ville, comme hors des portes, de grandes et belles maisons ont été bâties et pourvues, comme le Curhaus, de tout ce que le comfort peut exiger de notre temps. Il y a des logements pour tous les prix, en sorte que des personnes de toutes les fortunes trouveront ce qui pourra leur convenir.

VI.

Des établissements de bains.

Beaucoup de maisons destinées à la réception des étrangers offrent aussi des bains soigneusement arrangés et qui remplissent le but qu'on se propose en subissant une cure. Le Curhaus surtout contient une quarantaine de cabinets de bains, dont peuvent profiter non seulement les personnes qui l'habitent, mais aussi tous les étrangers.

Ces bains tirent l'eau minérale qui leur est nécessaire de la source même d'Elisabeth et de celle qui se trouve au milieu du lit de la rivière, la Nahe. En faisant construire ces bains, on a surtout visé à ce que l'eau, tout en ayant la température nécessaire aux malades, ne perdît rien de ses forces et des éléments chimiques qu'elle contient.

Cette grande difficulté a été heureusement vaincue par l'emploi de la méthode de Schwarz, qui consiste à chauffer l'eau au moyen de vapeurs d'eau bouillante.

L'eau des sources est poussée au moyen de pompes dans le réservoir du Curhaus, d'où elle arrive par des conduits dans les différentes baignoires, qui se remplissent à volonté par des robinets.

Pendant qu'on fait entrer l'eau dans la baignoire, on ouvre le robinet inférieur, qui laisse passer ces vapeurs d'eau bouillante dans l'espace vide entre le double fond de la baignoire. Le fond supérieur est en cuivre, le second en bois. Le premier s'échauffe très promptement et communique sa chaleur à l'eau avec une telle vitesse qu'au bout de 8 à 10 minutes elle a une température de 24 à 27 degrés Réaumur. Lorsqu'on ferme le robinet qui donne passage à la vapeur, le fond en cuivre se refroidit bientôt jusqu'à la température de l'eau, de sorte que le baigneur n'éprouve pas de sensation désagréable en s'asseyant. — Si le malade ou le médecin le juge à propos, on peut mettre au fond de la baignoire une planche de bois trouée, sur laquelle on s'assied.

Un bain préparé de la sorte conserve sa chaleur pendant 35 à 40 minutes, selon la température du cabinet de bain. On a vu des bains durer une heure ou plus, sans que la diminution de chaleur excédât 1 à 1½ degré Réaumur, parceque l'eau profite toujours un peu de la chaleur naturelle du baigneur.

Le linge et les draps pour s'essuyer se chauffent aussi à la vapeur d'eau bouillante, par où l'on épargne au baigneur l'odeur désagréable et pernicieuse des charbons.

VII.

De l'usage de nos bains.

Nos bains, pour avoir un effet radical, pour produire une résorption énergique des éléments salutaires de nos eaux par les vaisseaux sanguins et lymphatiques de la peau, demandent un séjour prolongé de 20 à 45 minutes, qui peut même durer souvent une heure entière.

La température de nos bains dépasse rarement 27° Réaumur et n'est jamais au dessous de 21°. Des bains plus froids ne peuvent être employés que là où la résorption des substances que l'eau renferme n'est pas nécessaire.

Au commencement on prépare les bains d'eau minérale toute pure; plus tard on y ajoute de l'eau-mère, et quelquefois d'autres substances, comme des tisanes de malte ou d'herbes, des solutions ferrugineuses, etc., mais qui ne doivent jamais altérer la composition chimique de nos eaux.

Dans les années 1826 et 27, je crus devoir faire des essais avec l'eau graduée des salines pour en rendre nos bains plus forts, mais le succès ne répondit point à mon attente. L'effet de ces bains avec l'eau graduée était très faible, comparé à celui des bains avec l'eau-mère. Pris pendant quelque temps, ils provoquaient même des maux scorbutiques, le sang paraissait plus pauvre en fibrine et plus décomposé, il se déclarait des faiblesses, des vertiges, des dyspnées, des battements de cœur, des ecchymoses, des saignements de nez et de gencive, etc., accidents que ne produisait jamais l'usage de l'eau-mère.

Les bains que l'on prend ici sont ordinairement fortifiés par l'eau-mère d'après la prescription du médecin. Quelquefois les malades en augmentent la quantité sans consulter le médecin, ce qui ne peut être assez sérieusement déconseillé, parcequ'il en résulte des effets très dangereux. Le médecin seul est en état de savoir la quantité d'eau-mère que la constitution du malade peut supporter.

Ordinairement on commence par ajouter un litre d'eau-mère à chaque bain; pour les enfants on commence par seulement $^1/_4$ ou $^1/_2$ litre, et l'on augmente graduellement cette quantité jusqu'à ce que l'effet que le médecin en attendait soit obtenu.

Il est rare qu'on ajoute plus de 20 à 30 litres d'eau-mère à un bain, quoique j'aie vu des cas où il en fallut prendre jusqu'à 40 litres avant que les crises bienfaisantes qu'on en attendait se manifestassent. Quand on a obtenu le succès désiré, il faut diminuer peu-à-peu, comme on a augmenté la quantité d'eau-mère, pour que l'effet de la cure ne soit pas gâté par la diminution trop subite des substances médicamenteuses et de l'irritation accoutumée de la peau.

Pour les enfants et les femmes délicates il ne faut dans beaucoup de cas que très peu d'eau-mère, souvent il n'en faut pas du tout; l'eau minérale pure leur suffit. Les enfants et les personnes délicates ou affaiblies ne peuvent rester dans un bain que de 5 à 30 minutes, les personnes fortes seulement peuvent y prolonger leur séjour jusqu'à une heure et au-delà.

Dans très peu de maladies il est nécessaire de baigner deux fois par jour.

Pendant l'insession, l'enfant ou la personne affaiblie se tiendra tranquille; si le malade souffre de callosités, de gonflements, de tumeurs, de courbures, etc., il se les fera frotter doucement avec une éponge ou une brosse molle; la personne forte fera ces frictions elle-même. Par ces douces frictions, non seulement on détermine une résorption plus forte dans les parties malades et dans leurs vaisseaux sanguins et lymphatiques, dont la réaction est augmentée par là, mais on produit en même temps une dérivation vers la peau et les organes extérieurs des matières morbifiques qui s'étaient développées dans la profondeur et le centre des parties souffrantes. Ce mouvement qu'on fait dans le bain tient l'eau dans une mixtion égale, tandis que, quand on resterait tranquille, l'eau-mère, par sa plus grande pesanteur, pourrait tomber au fond de la baignoire.

On doit fortement conseiller aux personnes pléthoriques, sujettes à des congestions du sang vers la tête, d'y appliquer des compresses humides et de garder quelqu'un près d'elles aussi longtemps qu'elles restent au bain. Dès qu'on en est sorti, il faut se sécher très soigneusement en frottant légèrement la peau, ce qui augmente encore le bon effet du bain.

Les enfants et les personnes délicates feront bien, après le bain, de se livrer au repos, et même à un léger sommeil. Les personnes pléthoriques, dont le sang se porte aisément vers la tête, devront se promener lentement en plein air, en cherchant l'ombrage pendant les chaleurs de l'été. Il est toujours nuisible de lire ou d'écrire aussitôt après le bain.

VIII.

De la crise des bains.

Il ne faut pas oublier de prévenir le malade, quand il aura commencé la cure, qu'avant d'éprouver aucun soulagement, on est sujet à une plus grande irritation, et que la maladie paraît d'ordinaire empirer, mais que le rétablissement n'en a pas moins lieu après ces symptômes. On ne peut guère espérer une heureuse cure, dans des maladies compliquées et invétérées, où cette forte réaction de l'organisme n'a pas lieu.

Cette crise se manifeste de diverses manières, tantôt plus tôt, tantôt plus tard; mais jamais elle ne se déclare avant que l'organisme entier, dans toutes ses parties et jusque dans sa plus intime texture, ne soit pénétré des éléments curatifs de nos eaux.

Si cette pénétration entière a lieu, elle se déclare par une irritation générale, et souvent des plus fortes, dans tout le système lymphatique du sang et des nerfs. Les symptômes de cette crise sont des maux de tête, laquelle est pesante, embarrassée; l'esprit est irrité, mécontent, inquiet; il s'y élève des doutes sur la possibilité de la guérison et d'un heureux effet de la cure, accompagnés d'agitation et d'insomnies. Le malade se sent faible, fatigué; souvent il tremble de tous ses membres. Les yeux et les paupières s'enflent et deviennent rouges, la conjonctive se gonfle, les vaisseaux en sont élargis et comme injectés, souvent la sécrétion lacrymale est augmentée. On ressent aux oreilles une douleur poignante, qui se prolonge souvent le long du canal d'Eustache; le nez est un peu enflé, rouge, et il en sort un fluide aqueux, âpre et clair, qui corrode souvent les narines, et est accompagné d'un éternuement fréquent, comme dans le rhume de cerveau. Toute la membrane muqueuse du nez, du front et de l'antre hygmorique est irritée et gonflée, non moins que les membranes muqueuses de la bouche, du palais, de la trachée-artère et des bronches; il s'y joint souvent une salivation particulière, glutineuse et d'une mauvaise odeur, sans que les gencives enflées saignent, ni qu'il se forme des aphtes ou de petites tumeurs, comme elles se rencontrent dans une salivation mercurielle. Ces symptômes sont encore accompagnés ordinairement d'une plus grande sensibilité des bords de la langue, ainsi que d'une élévation et d'une rougeur plus marquée des papilles. Il se manifeste une grande soif après des boissons rafraîchissantes, une oppression très fâcheuse à la poitrine et une pulsation du cœur et des artères dure, petite, forte, fébrile, accompagnée d'une forte chaleur. Le grand appétit d'auparavant s'est perdu et le malade éprouve une forte obstruction, un dégoût, un mal de cœur, souvent même des vomissements, qui produisent ordinairement un mucus vert, épais et gras. A l'inaction des intestins se joint souvent une augmentation assez forte de l'activité des reins et un changement de la qualité de l'urine, qui est plus pesante, d'une odeur désagréable, et où l'on observe souvent un dépôt épais, pituiteux et même noirâtre

Les organes et les tumeurs, enflés, épaissis et endurcis, deviennent sensibles et douloureux, et se gonflent encore davantage; les ulcères, s'il y en a, se modifient et leur sécrétion, qui s'amoindrit souvent, exhale une mauvaise odeur et paraît moins épaisse. Les os malades augmentent de volume et font souvent éprouver une grande douleur; s'ils sont ulcérés, les bords des plaies changent d'aspect. La nature s'efforce d'éloigner des humeurs, comme des parties compactes, tous les éléments qu'elle ne comporte plus ; par cette crise générale, elle les expulse du corps, ou prépare du moins leur expulsion pour le bien du malade.

La durée de cette crise, de cette irritation générale, est ordinairement de 24 à 48 heures, rarement de plusieurs jours.

La crise se porte ensuite sur la peau. Il s'y montre non seulement de petites vessies pustuleuses, remplies de lymphe ou de pus, semblables au pourpre et à la petite-vérole, mais encore de gros ulcères furonculeux, qui se développent bien avant dans la peau et dans le tissu cellulaire.

A ces dépôts de matières se joignent encore de petits boutous saillants, durs, d'un rouge pâle, un peu pointus, et qui ne sont que les glandes agrandies de la peau. Là où il y avait dans l'organisme des dépôts de matière albumineuse, des formations tuberculeuses et scrofuleuses, dont on ne s'était peut-être pas douté auparavant, on remarque souvent, comme signe de saturation et des mouvements de crise, des taches bleuâtres, rondes, sans élévation, de la grandeur d'un écu, et qui ressemblent beaucoup aux suggilations.

Ces taches se trouvent à plusieurs endroits du corps, au bas-ventre, aux bras, aux jambes, etc., et disparaissent ordinairement au bout de quelques jours. Dans bien des cas, elles sont des symptômes de guérison, soit que la circulation ne trouve plus d'obstacles, surtout dans les organes de la respiration, soit qu'il ne se forme plus de dépôts de matière albumineuse, ou qu'enfin il y ait eu résorption de cette matière et de la matière tuberculeuse.

Dès le commencement de cette crise il se manifeste chez beaucoup de personnes un dégoût, une répugnance pour nos eaux; prises dans la même quantité, elles cesseraient alors de leur faire du bien; c'est un indice qu'il faut en prendre moins, sinon en suspendre la boisson pendant quelques jours ou y renoncer tout-à-fait.

Si l'on diminue pendant cette crise l'eau à boire, il faut en même temps diminuer la force et la durée des bains. Dans certains cas on est contraint d'en suspendre l'usage des semaines ou des mois entiers, et même d'abandonner la cure tout-à-fait.

Quelques maladies exigent la reprise de la cure après une interruption de plusieurs semaines. Elle doit être réitérée encore la même année lorsqu'il s'agit de maux invétérés, pour ne pas leur laisser le temps de s'enraciner de nouveau.

Les cures interrompues pendant 4 à 6 semaines, et reprises ensuite, conviennent surtout aux femmes et aux individus fort jeunes; on en peut toujours espérer plus de succès que d'une cure continuée sans interruption.

IX.

De l'usage des bains locaux.

Outre les bains généraux (et quelquefois même sans cela, quand la maladie n'en exige pas l'emploi) je fais souvent prendre avec beaucoup de succès des bains dits locaux ou partiels.

Tels sont les bains de siége, à toute hauteur, puis les bains de pieds, de mains, du nez, des yeux, etc.

A ces bains se joignent encore avantageusement les compresses humides, les enveloppements, les injections, les aspersions, les douches, qu'on applique à beaucoup de parties malades.

On peut faire ces opérations avec plus ou moins de force, avec ou sans eau-mère.

On fait bien de se servir pour les compresses et les bandages de flanelle mouillée, qu'on couvre encore par précaution d'un morceau de taffetas ciré. Cette méthode garantit le malade contre les refroidissements, et lui permet de jouir du plein air par tous les temps et de continuer ses promenades. Quand il y a des plaies et des ulcères, on les couvre de charpie ou de toile mouillée, puis on applique la flanelle avec le taffetas ciré sur le tout.

Les injections d'eau minérale, avec ou sans eau-mère, dans les différentes parties du corps sont encore d'une très grande utilité.

L'aspiration de l'eau et de l'eau-mère par les narines et leur emploi comme gargarisme ne sauraient être assez recommandés dans toutes les maladies des membranes pituitaires, des cavités de la bouche et du nez, qu'elles soient d'une origine scrofuleuse, mercurielle ou syphilitique; en cas de gonflements, d'enflures, d'ulcères, et même quand il y a des tumeurs polypeuses, des dégénérations ou des dispositions à ces maladies dans la caverne de la bouche et du nez.

X.

De l'emploi des arrosements et des douches.

Les arrosements d'eau froide sur la tête, l'épine dorsale et tout le dos pendant ou après le bain rendent un très grand service aux personnes qui souffrent de congestions du sang vers la tête, d'une irritabilité inflammatoire, de gonflements d'une ou de plusieurs vertèbres, de dislocations naissantes ou avancées, enfin aux malades très irritables, sur lesquels l'usage des douches pourrait exercer une action trop forte.

Les douches sont d'une grande importance dans toutes les maladies où il faut opérer sur un membre ou un organe quelconque d'une manière vivifiante, stimulante, dissolvante. Mais on ne doit les employer qu'avec le plus grand égard à leur force, à leur température et à leur durée.

L'application malentendue et irrégulière des douches peut avoir des suites plus nuisibles que bienfaisantes. Elle ne doit être confiée qu'à des gens qui en ont l'habitude, et c'est au médecin d'indiquer minutieusement la durée des interruptions qu'on fait entre les douches, leur température, la composition de l'eau, la distance qu'il faut mettre entre l'orifice de la douche et la partie malade.

Ordinairement la température de l'eau pour les douches varie entre 10 et 24° Réaumur. La durée est de 5 à 20 minutes au plus, sans compter les intervalles de repos nécessaires.

Il n'est pas avantageux, même quelquefois nuisible, d'employer les douches tous les jours, parcequ'elles ont un effet très excitant.

XI.

De l'effet des vapeurs qu'exhalent nos eaux minérales sur les maux d'yeux, lorsqu'elles sont chauffées.

Quand nos eaux chauffées à l'état bouillant dégagent beaucoup de vapeurs, elles ont un effet fort salutaire sur les inflammations scrofuleuses des yeux et des paupières et sont particulièrement efficaces contre la photophobie. Quelques bains de cette espèce ont quelquefois suffi pour améliorer l'état de personnes qui n'avaient pu supporter le jour pendant des mois et même des années, d'enfants qui étaient obligés de cacher la figure du matin au soir dans des coussins. Il est surtout à remarquer que des paupières qui se fermaient convulsivement à la moindre lumière se sont ouvertes au grand jour, dès que le malade s'est assis dans la baignoire et que les vapeurs lui ont monté à la figure. On a vu des enfants affectés du même mal éprouver des effets pareils sans entrer dans la baignoire et rien qu'en s'arrêtant dans les cabinets de bain remplis de vapeurs.

XII.

De l'usage de la vapeur de nos eaux dans les maladies des organes de la respiration.

La vapeur qui sort de l'eau chauffée des baignoires, celle qui se forme dans les grandes chaudières où l'on fait du sel, comme celle qui, par un temps doux et calme, est répandue dans toute l'atmosphère qui environne les maisons de graduation; toutes ces vapeurs enfin sont de la plus grande importance. Ces diverses méthodes d'employer la vapeur de nos eaux minérales ne valent cependant pas celle qui consiste à la respirer tout à son aise dans les cabinets de bain, surtout lorsqu'on en profite contre des dispositions scrofuleuses tuberculeuses, dans les maladies du larynx, de la trachée-artère et des bronches, ainsi que de la substance pulmonique.

M. *A. Vetter*, si célèbre par ses écrits sur les eaux minérales, dit dans ses Annales des eaux artificielles de M. *Struve*, page 182, 1er cahier: „D'après toutes les expériences que j'ai faites, il n'est point, contre les tubercules des poumons, de remède plus efficace que les eaux de Creuznach. "

Depuis nombre d'années j'ai eu l'occasion d'observer les admirables résultats obtenus, dans les maladies susdites, par la respiration de la vapeur des bains, ainsi que par un séjour prolongé près des chaudières à sauner et des maisons de graduation. Mais comme le mauvais temps, la pluie, le vent et l'odeur des charbons de terre ne permettent pas toujours de séjourner près de ces maisons, surtout par un été humide, j'ai préféré la vapeur des bains pour guérir, par cet heureux moyen, une maladie si répandue.

Par la nouvelle manière de chauffer l'eau des bains dans le Curhaus, on peut en faire, en 15 minutes, des bains de poumons. A cet effet on introduit la vapeur bouillante dans le double fond de la baignoire jusqu'à ce que l'eau du bain soit à une température de 48 à 52° Réaumur, ce qui remplit de vapeurs toute l'étuve et les fait respirer abondamment au malade. Celui-ci peut se promener lentement dans cette enceinte longue de 12 à 15 pieds, ou s'y asseoir sur le canapé et s'occuper d'une lecture ou d'un travail. Cette méthode de respirer la vapeur contre les maladies scrofuleuses des organes de la respiration, contre des formations de tubercules ou des dispositions à cette maladie, est bien préférable à celle où les cabinets sont situés au-dessus des chaudières des salines. Dans ces établissements le médecin ne peut jamais régler la température des vapeurs. Pour produire le sel, il faut que l'eau soit toujours tenue à l'état bouillant; il faut donc que l'atmosphère de ces cabinets soit bien plus chaude qu'elle ne l'est par notre procédé ; cette méthode agira beaucoup plus fortement sur les membranes muqueuses des organes de la respiration et les échauffera, comme tout le corps; elle augmentera l'afflux et la masse du sang dans les vaisseaux qui entourent ces membranes et causera même assez souvent des congestions et des crachements de sang, auxquels les malades de ce genre sont sujets.

Notre manière de produire la vapeur a encore un très grand avantage : c'est que le médecin peut faire ajouter à ces bains de l'eau-mère ou toute autre substance capable d'évaporation et qu'il jugera utile au malade.

Ainsi les bains de poumons sont un grand enrichissement de nos eaux. Leur extrême utilité pour la foule des malades qui souffrent de décompositions scrofuleuses et tuberculeuses des organes de la respiration sera de plus en plus comprise et maintiendra Creuznach au premier rang qu'il occupe déjà parmi les lieux renommés pour leurs eaux minérales.

Cette méthode est encore très recommandable dans les dispositions héréditaires aux maladies des organes de la respiration et dans tous les cas où la phthisie tuberculeuse et ulcéreuse a enlevé un ou plusieurs membres d'une famille, surtout le père ou la mère.

Si l'on veut préparer une guérison complète et régénérer dans ses plus proches descendants une famille sujette à ces maladies, il faut faire un séjour de 3 à 6 mois à Creuznach, et le renouveler quelquefois encore les étés suivants, pour se garantir complètement de rechute.

Les plus récentes expériences de MM. *Nipple* et *de Crozant* confirment d'une manière remarquable ce que j'ai déjà dit en 1837 dans mon traité, page 203. Elles prouvent qu'à l'apparition de taches bleuâtres et pareilles aux taches scorbutiques, sans pourtant être accompagnées d'aucun autre symptôme de scorbut, la véritable guérison de ces maladies pulmonaires tuberculeuses commence; dès ce moment, en effet, les malades recouvrent peu-à-peu une santé bonne et durable.

Le malade Mr A., âgé de 14 ans, d'une constitution lymphatique, d'une stature élancée et frêle, d'une peau fine et blanche, avait déjà perdu deux frères, morts de la phthisie tuberculeuse. Lui-même avait eu plusieurs accès de pleuropneumonie, produits par des tuberculosités locales. Des dérivations de sang, des irritations extérieures de la peau, jointes à des précautions diététiques, avaient rétabli sa santé, mais les plus petites causes reproduisaient, d'une manière souvent effrayante, ces accès inflammatoires du tissu des poumons.

En 1826, le malade employa pour la première fois, sous ma surveillance, notre source intérieurement et extérieurement, en bains simples et en bains de poumons, ce qui produisit une extension du thorax telle qu'il put monter les escaliers et gravir les montagnes sans aucune difficulté. La disposition qu'il avait à tousser en expectorant un mucus clair, transparent, plein de molécules opaques, de couleur grise ou bleuâtre, diminua sensiblement. Le pouls, naguère faible et accéléré, devint peu-à-peu plus libre. Les lèvres, que la moindre agitation du corps avait rendues livides, reprirent leur couleur vermeille; les pieds cessèrent d'être froids et les fréquents saignements de nez devinrent plus rares.

L'hiver suivant, sans être guéri tout-à-fait, il se sentit beaucoup mieux que l'hiver précédent.

Pendant l'automne 1827, très favorable à des malades de cette espèce, la cure fut répétée de la même manière pendant huit semaines, et le malade passa presque toutes ses journées près des maisons à graduer. Dans la sixième semaine, après avoir pris 37 ou 40 bains et être arrivé à 10 litres d'eau-mère, il eut les bras, les pieds, mais surtout la poitrine et le dos couverts de ces grandes taches bleues que nous avons décrites en parlant des éruptions causées par les bains.

Après l'apparition de ces taches, les poumons se

dégagèrent complètement, le thorax s'élargit, la peau devint vigoureuse, les muscles des bras et des jambes acquirent plus de force, et le malade commença à gravir les escaliers et les montagnes avec la même légèreté que ses camarades, dont il partageait les jeux. Il partit de Creuznach pour aller en Suisse, où il resta l'hiver suivant, après quoi il passa plusieurs années en Angleterre dans une santé parfaite, quoique le climat de ces pays ne soit pas favorable à des personnes qui ont des maladies de cette espèce. J'ajoute encore que l'individu susdit continue de se porter à merveille, qu'il s'est marié, il y a deux ans, et qu'il est père d'un enfant vigoureux n'offrant aucun symptôme de scrofules ou de tubercules.

XIII.

Des maladies que nos eaux sont propres à guérir.

Les eaux de Creuznach ont acquis depuis nombre d'années une grande réputation pour les maladies qui proviennent d'une décomposition des humeurs suivie, ou non, de dépositions matérielles.

Ce sont d'abord :

A. Les scrofules.

Ce que j'ai dit avec plus de détail dans mon grand ouvrage, pages 116 et 117, est l'entière vérité et mille cas me l'ont confirmé depuis. Je ne saurais donc que répéter là-dessus ce que j'ai dit en 1837.

Jamais aucune époque ne fut plus propre à procurer à nos eaux la grande réputation dont elles jouissent, que l'époque dans laquelle nous vivons. C'est qu'aussi jamais les scrofules ne furent répandues autant que maintenant, jamais on ne mena un genre de vie, surtout parmi les classes aisées, qui fût si pernicieux au physique comme au moral, si propre à engendrer le venin des scrofules, même chez des personnes en qui ce mal n'est point héréditaire.

Nos études, nos mœurs sociales, la manière dont notre génération vit depuis l'entrée dans les écoles jusqu'à l'époque où elle doit vouer à l'état et à la famille les fruits de son éducation, ses forces et ses facultés du corps et de l'esprit, tout enfin contribue à la naissance et à l'accroissement de cette maladie si répandue et si funeste que l'on appelle *scrophulosis* et dont peu de personnes sont épargnées. Une fois que cette maladie a pénétré dans l'organisme, elle se propage à travers toutes les générations subséquentes. Si les malades ne sont alors soignés par de bons médecins, s'ils ne sont pas en état de faire à leur santé de longs et pénibles sacrifices, il faut qu'il en résulte une génération de plus en plus faible.

On guérit ici les scrofules et une foule de maladies provenant de la même source, qui sont accompagnées de dépositions matérielles, non moins que de dégénérations dans les différentes textures et les organes du corps entier. De ce nombre sont toutes les maladies scrofuleuses des yeux et des paupières; les gonflements et les enflures dans les cavités du nez et de l'arrière-bouche, où tendent à se former des polypes; les ulcères joints à des écoulements chroniques par les oreilles et par les cavités du front, des mâchoires et du nez, écoulements qui souvent affectent désagréablement l'odorat; les enflures, les endurcissements et les ulcères dans les cavités de la bouche et du gosier, au voile palatin et aux amygdales; les tumeurs, les endurcissements et les abcès aux glandes du cou (où ils sont souvent accompagnés de sinuosités fistuleuses), aux articulations et surtout aux bras et aux jambes.

Mes grandes, et malheureusement fréquentes expériences dans cette partie de la pathologie m'ont appris à examiner scrupuleusement les cavités de la bouche, du gosier et du nez, surtout chez les malades scrofuleux arrivés, ou près d'arriver, à l'époque du développement génital. S'il s'y rencontre des amygdales enflées, couvertes d'abcès ou déjà de cicatrices, des muqueuses gonflées et d'un rouge foncé; lors même que les malades n'en ont rien su ni senti, et qu'ils ne s'en sont jamais plaints, malgré des cicatrisations souvent évidentes; je ne doute jamais d'une disposition générale aux scrofules et aux tubercules, laquelle menace presque toujours de se changer plus tard en phthisie. Un examen attentif fait voir que cette disposition est beaucoup plus souvent héréditaire qu'acquise.

Si le médecin trouve de ces affections locales, il vouera tous ses soins à la guérison des dispositions phthisiques susmentionnées. En pareil cas, l'emploi circonspect et persévérant de nos eaux pendant quelques mois a eu les plus heureux résultats, tandis que d'autres membres de la même famille ou d'une génération précédente, qui avaient paru forts et robustes dans leur jeunesse, sont morts de phthisie pendant ou après l'époque d'évolution génitale.

Le calcaire muriatique qui se trouve dans nos eaux a sans doute une grande part aux résultats heureux qu'elles produisent. Déjà *Beddœs* a classé le calcaire muriatique parmi les antiphthisiques.

B. Gonflements et indurations des organes glanduleux de l'abdomen.

Dans l'âge tendre les organes glanduleux du ventre, savoir le foie, les glandes pituitaires des intestins et du mésentère, la rate et les reins, sont souvent exposés à des maladies et des dépositions scrofuleuses, herpétiques ou dyscrasiques pendant la première et la seconde période de la dentition. On remarque surtout des stagnations, des obstructions, des enflures, des infiltrations et des endurcissements de ces organes, qui sont en rapport avec les intestins, l'estomac et le canal intestinal. Il en résulte ordinairement des symptômes dangereux dans ces organes et des irritations qui y correspondent dans les organes de la respiration, ainsi que dans le cerveau et ses membranes. Partout où ces dégénérations des organes et textures du bas-ventre se développent et où elles sont accompagnées de grandes irritations, ainsi que d'un penchant aux congestions vers la poitrine et la tête, la formation de tubercules est manifeste et devient plus tard une maladie pulmonaire chronique, qui doit finir par la phthisie, à moins qu'on ne guérisse ces irritations maladives et ces dérangements dans les fonctions du bas-ventre.

J'ai l'occasion d'observer chaque année la merveilleuse efficacité de nos eaux dans de semblables maladies. Ces observations ne se bornent pas aux enfants; elles s'étendent aux personnes adultes, et l'âge qui y prête le plus est celui de la puberté naissante.

La source Elisabeth a fait encore du bien dans les cas où l'art médical proprement dit ne pouvait plus rien pour les malades.

C. Maladies des glandes de la mamelle et des organes sexuels de la femme.

Dans mes ouvrages précédents j'ai déjà constaté les heureux et rapides succès obtenus par l'usage de nos eaux dans les enflures chroniques des glandes de la mamelle. Les expériences que j'avais faites autrefois, se sont encore confirmées dans ces dernières années. J'ai vu de ces glandes agrandies et durcies à tel point que, de l'avis de grands chirurgiens, il fallait les couper, attendu que déjà il s'y était associé des épaississsements cordeux et des indurations dans les vaisseaux lymphatiques et lactés jusqu'à l'aisselle; et pourtant elles furent conservées et complètement guéries.

Il est venu ici des personnes chez lesquelles les dégénérations des glandules mammaire et axillaire étaient déjà devenues un cancer véritable, et qui avaient éprouvé, avant l'usage de nos eaux, des pertes de sang violentes, accompagnées de douleurs continuelles; nos eaux ne pouvaient plus effectuer une guérison; mais, ce qu'aucune médecine ne pouvait produire, elles eurent l'heureux effet de faire cesser les pertes de saug de ces infortunées, d'apaiser leurs douleurs et de leur faire retrouver le sommeil, dont elles avaient été si longtemps privées. Des malades de ce genre auxquelles on avait déjà opéré ces glandes, ou même le sein tout entier, et qui, quelque temps après, avaient vu se produire de nouvelles enflures dont les côtes sous-jacentes avaient subi l'atteinte et étaient devenues épaisses et douloureuses; ces malades elles-mêmes éprouvèrent la consolation de voir, avec le progrès de leur mal, diminuer ou cesser tout-à-fait l'appréhension d'une mort cruelle, qui les menaçait.

Si dans des cas pareils on n'a pas obtenu de guérison complète, pas même une réorganisation salutaire, cela seul qu'on a pu arrêter le progrès du mal et conserver les forces de la personne souffrante suffit à démontrer la grande efficacité de nos eaux contre des maladies réputées incurables, et fait assez voir qu'une cure consciencieuse, entreprise avant qu'elles aient revêtu ce caractère, les guérirait complètement.

A ces maladies se rattachent essentiellement celles des organes sexuels de la femme.

En cas de dyscrasies scrofuleuses ou autres, les organes sexuels sont, plus que toutes les autres textures du corps, sujets à des altérations, des dépositions ou des dégénérations maladives.

A cet égard, l'emploi extérieur et intérieur de nos eaux a produit depuis un grand nombre d'années des résultats extraordinaires.

Les maladies des organes sexuels, où j'ai eu l'occasion d'en observer l'efficacité, sont surtout les suivantes :

1° Quand les fonctions de l'utérus sont faibles, irrégulières, interrompues, souvent même arrêtées tout-à-fait, qu'il s'y joint une faiblesse de nerfs et des spasmes violents à l'époque menstruelle et que ces sécrétions naturelles, connues sous le nom de règles, sont de couleur rouge-pâle, jaune ou verdâtre, ont une odeur infecte et continuent en tout temps.

2° Pendant ou après des catarrhes utérinaires, où il reste souvent des dépositions incolores, glaireuses, qui reviennent quelquefois périodiquement. Les femmes qui souffrent de ces maladies ne conçoivent pas du tout ou, si la conception a eu lieu, elles avortent très aisément, ce qui se répète jusqu'à ce que l'utérus et les organes qui y communiquent, surtout les ovaires, sont revenus à leur état normal.

3° Dans des enflures et des grossissements des textures utérinaires (Hyperhémie). Le siége principal de ces maladies est dans la muqueuse; elles proviennent ordinairement d'une déposition d'éléments tuberculeux et se montrent le plus souvent chez des individus jeunes à l'age de la puberté et jusqu'à trente ans. Souvent elles sont jointes à des dégénérations scrofuleuses tuberculeuses du péritoine et des vaisseaux lymphatiques de l'abdomen; souvent aussi elles sont le résultat de menstrues trop abondantes et d'obstacles ou d'interruptions dans la circulation; ce qui fait qu'elles accompagnent quelquefois des affections chroniques des poumons et des défauts organiques du cœur, se compliquant alors de stases chroniques et de leurs suites dans d'autres organes, tels que le cerveau, le foie, la rate et le rectum.

4° Dans des leucorrhées, auxquelles les maladies susdites donnent naissance et qui ont pour principe de grands dérangements dans les fonctions utérinaires, des gonflements, des incrassations, des ulcères dans les membranes muqueuses et les glandes du vagin et de l'utérus.

Mme B., âgée de 25 ans, mariée depuis cinq et sans

enfants, avait souffert de scrofules pendant son enfance. Ses pertes de sang naturelles étaient irrégulières, accompagnées de symptômes chlorotiques et de douleurs atroces dans le dos, le ventre et la poitrine. Elles continuaient un jour ou un jour et demi et devenaient ensuite blafardes et corrosives; il y avait fréquente rétention d'urine.

Mme B. vint à Creuznach, après avoir employé en vain divers médecins. Elle était pâle, amaigrie et chlorotique; elle souffrait de flueurs blanches, qui corrodaient ses jambes et lui rendaient tout mouvement douloureux. La digestion était mauvaise, et les selles sans fiel. Je trouvai, à l'examen, relaxation de la membrane muqueuse, avec épaississement de celle-ci et du col de l'utérus, qui de plus était incliné en arrière dans la direction de la vessie, ce qui causait la rétention d'urine. L'ovaire droit était élargi et de la grosseur d'une noix; il était induré et douloureux sous la pression. Je conseillai le bain, les injections et l'eau prise intérieurement. Au bout de trois semaines, la malade avait déjà meilleure mine, la digestion était rétablie, la muqueuse du vagin avait une couleur plus naturelle, la décharge cessait peu-à-peu. Après six semaines, pendant lesquelles les règles avaient eu lieu sans déviations ni douleurs, la sensibilité et l'élargissement de l'ovaire avaient disparu presque entièrement; l'élargissement du col de l'utérus subsistait encore, mais la mollesse de cet organe me fit espérer qu'après 45 bains et environ 100 injections le rétablissement ne tarderait pas à être complet. Un an plus tard, mon attente était justifiée, car j'appris que Mme B. avait été délivrée d'un enfant sain et qu'aucun des symptômes de sa maladie n'avait reparu.

Mme A., mère de trois enfants, n'avait plus ses règles depuis la naissance de son dernier enfant, maintenant agé de 16 ans; elle ne souffrait pas d'autres maladies des organes sexuels. Son sein gauche était amputé depuis sept ans où une maladie avait rendu cette opération nécessaire. Quelque temps après, on remarquait près de l'aisselle des indurations qui ne causaient aucune douleur. Les deux ovaires étaient élargis et douloureux sous la pression. Le côté droit du col, également élargi, de l'utérus présentait en même temps une tumeur de deux pouces d'épaisseur, attachée à l'ovaire du côté droit. Dans cet état Madame A. vint à Creuznach pour y faire une cure, qu'elle continua pendant deux mois. Bientôt l'élargissement des ovaires disparut et la tumeur fut peu-à-peu entièrement résorbée. Plusieurs années se sont passées depuis, sans qu'aucun de ces symptômes soit revenu.

Mme K., âgée de 27 ans, sans enfans et d'une constitution scrofuleuse, souffrait depuis plusieurs années d'une tumeur grosse comme un oeuf au sein. Cette tumeur, dure, noueuse et qu'on pouvait remuer, n'était pas douloureuse. Les médecins consultants se prononcèrent pour l'opération, mais la malade n'eut pas le courage de s'y soumettre. Alors commença à se déclarer un peu au dessus du genou une tumeur blanche d'une largeur considérable, et qui rendait chaque mouvement douloureux. Il vint s'y joindre des flueurs blanches et des menstrues irrégulières. On conseilla les bains et les eaux de Creuznach. Je fis chaque jour ajouter à ces bains plus d'eau-mère, puis je prescrivis la boisson de nos eaux et l'usage de compresses sur le genou avec de la bourbe, prise dans les réservoirs à évaporation.

Dès le 24e bain, la tumeur blanche du genou avait entièrement disparu. Mme K. pouvait se promener et gravir les montagnes sans difficulté. La résorption de la tumeur indurée dans la glande du sein s'effectuait plus lentement; mais après 45 bains, quand Mme K. partit, cette tumeur n'était plus que comme une petite noix; elle avait perdu son irrégularité et sa dureté; les flueurs blanches avaient disparu et les menstrues étaient régulières.

Après trois mois, pendant lesquels rien n'avait été employé contre le reste de la tumeur indurée, je reçus des nouvelles qui m'apprirent que cette tumeur avait disparu tout-à-fait, grace à l'action persistante de nos eaux.

5° Dans tous ces procès ulcéreux qui naissent à la suite d'affections chroniques et inflammatoires des membranes muqueuses du vagin et de la substance folliculaire, surtout lorsqu'il s'y joint des dyscrasies spécifiques. Ces maladies commencent de préférence à la portion vaginale et gagnent peu-à-peu en profondeur, comme en largeur. Par suite d'un procès chronique inflammatoire, le tissu de la partie affectée devient facilement hypertrophique, ce qui donne assez souvent lieu à une malheureuse issue de ces maladies.

A leur égard encore, nos eaux, employées avec circonspection et pendant longtemps, ont rendu les plus signalés services, lors même que la maladie durait depuis longtemps sans être reconnue, qu'elle présentait des symptômes effrayants et qu'il s'était déjà formé des abcès de la grandeur d'un écu, ainsi que des hypertrophies noueuses.

6° Dans ces tumeurs albumineuses qui se déposent dans le parenchyme de l'utérus et qui, dans les années climatériques, si elles ne sont pas reconnues et dissoutes, occasionnent souvent le carcinome. Ordinairement le centre primitif de ces déviations maladives est la portion vaginale, au lieu que la *tuberculosis uteri* descend presque toujours des tubes de l'utérus. Par la manière, facile et sûre pour des personnes exercées, de faire la diagnose avec le spéculum, on obtient ordinairement la guérison de ce mal en opérant immédiatement sur les endroits affectés, du moins s'il est encore dans la première période de son développement.

7° Souvent il vient ici des malades ayant des atrophies de la portion vaginale, qui se fondent sur une disposition scrofuleuse. Cette maladie est une des causes les plus fréquentes de la stérilité et a la plus fâcheuse influence sur la faculté de concevoir, si elle n'est pas guérie à temps. Grace à l'usage modéré, mais constant, de l'eau de la source Elisabeth, bien des personnes ont été guéries de cette infirmité et sont redevenues fécondes.

8° On traite encore ici les maladies de l'utérus et des ovaires, accompagnées de pléthore abdominale et de désorganisations pseudoplastiques. Les pseudoplasmes les plus fréquents sont les fibroïdes, qui se développent ordinairement dans le tissu de l'utérus après l'âge de 30 ans. Ces tumenrs se sont répandues de nos jours d'une manière effrayante.

On ne peut guérir complètement ces fibroïdes de grandeur diverse, qui se forment dans les parois de l'utérus à plusieurs endroits à la fois. Mais c'est un fait que l'usage de nos eaux peut non seulement arrêter le progrès, mais encore corriger l'excès de ces tumeurs.

Je connais une dame qui a depuis dix ans deux grosses tumeurs de ce genre dans les parois de l'utérus, et qui, en prenant chaque année nos eaux, continue de vivre et d'être un membre très utile de sa famille. Les fibroïdes dont elle souffre, au lieu de s'agrandir, se sont rapetissées et atrophiées.

9° J'ai encore eu souvent à traiter des tumeurs qui se trouvaient dans les ovaires ou non loin de là, surtout dans l'élément cellulaire superitonéal entre les plaques des ligaments larges de l'utérus et les tubes, mal qu'on désigne souvent à tort par le nom d'*hydrops ovarii.*

Ces cystes ou pseudoplasmes ont d'abord une dureté charneuse; ils sont arrondis et ne deviennent sensibles que périodiquement ou par une forte pression dans les profondeurs du bassin; quelquefois ils sont douloureux. Leur nature est fibroséreuse. Plus le développement de ces tumeurs augmente, plus les parois s'amincissent. Quelquefois elles contiennent un liquide clair et fluide, mais qui est plus souvent épais et d'un jaune foncé, brun ou noir; j'en ai vu qui étaient séparées en plusieurs cavités et remplies d'un pus épais et folliculeux.

Ces tumeurs doivent leur existence à une disposition scrofuleuse tuberculeuse, non moins qu'à un procès inflammatoire provenant d'une cause quelconque, et qui aide beaucoup au développement propre et indépendant de ces cystes. On peut avoir de ces tumeurs cysteuses fort longtemps et même pendant toute sa vie, sans que le physique entier s'en ressente, à moins qu'une recrudescence ne soit provoquée dans l'une d'elles, ou dans plusieurs, par quelque circonstance soit locale, soit générale. Souvent elles sont poussées dans leur développement par de nouveaux procès inflammatoires, auxquels participe surtout le péritoine, ce qui cause des adhésions relativement aux organes voisins. Ces tumeurs commencent alors à croître et à devenir fluctuantes; elles quittent l'intérieur du bassin et montent dans la cavité abdominale. Leur présence est alors gravement sentie par la malade, qui ne voulait pas y croire auparavant.

Ni les eaux, ni aucune espèce de médicaments, ne sauraient plus guérir des cystes, lorsqu'ils ont atteint leur plus grand développement; c'est beaucoup si le médecin parvient à arrêter le progrès de ces tumeurs. Tant qu'elles étaient encore petites et tranquillement arrêtées dans le bassin sous forme de cystes fibreux, je les ai souvent vues disparaître par l'usage tant extérieur qu'intérieur de nos eaux, et la malade recouvrait une santé durable. Quand ces tumeurs étaient plus développées, l'usage soutenu et énergique de l'eau d'Elisabeth a souvent produit une transformation lente du parenchyme de ces tumeurs dans une masse épaisse, mais molle, après quoi l'on put exécuter facilement et sans danger la ponction de ces tumeurs, et préparer ainsi une guérison durable.

C'est un signe certain de l'heureux effet de nos eaux et du commencement de la guérison, quand les tumeurs de l'utérus, des ovaires et de leurs appendices deviennent sensibles, augmentent de volume et prennent une constitution poreuse. Lorsque ces symptômes précurseurs de la guérison se manifestent, il faut que le médecin redouble de soins, qu'il traite la malade selon son individualité et la nature de sa maladie, qu'enfin il lui fasse éviter autant que possible toute agitation.

10° Ces pertes de sang excessives pendant les menstrues, qui se prolongent quelquefois 10 à 16 jours, ne sauraient être guéries d'une manière plus douce et plus agréable que par nos eaux. Elles se fondent surtout sur une disposition scrofuleuse, ainsi que sur la faiblesse des parties génitales ; elles ne se montrent guère qu'après l'age de trente ans, et plus souvent chez des femmes qui n'ont jamais eu d'enfants que chez des mères et des demoiselles.

11° A l'égard des métrorrhagies, produites par des dégénérations carcinomateuses et qui résistent souvent à tous les médicaments tant intérieurs qu'extérieurs, nos eaux, employées en guise de bains et de demi-bains, comme pour des injections et des lavements, peuvent, non opérer leur guérison, mais faire entièrement cesser les pertes de sang, ou du moins les restreindre et procurer aux malheureuses qui en sont atteintes une consolation bien réelle en faisant renaître dans leur esprit angoissé cette douce espérance qui aime à suivre le retour des forces.

D. Maladies des organes sexuels de l'homme.

Autant nos eaux peuvent produire des effets merveilleux dans les maladies des organes sexuels de la femme, autant leur action est pénétrante et salutaire dans beaucoup de maladies (surtout chroniques) des organes sexuels de l'homme. En particulier, on peut en attendre les meilleurs et les plus prompts résultats dans les maladies basées sur la dyscrasie scrofuleuse, gonorrhoïque, syphilitique, mercurielle ou tuberculeuse.

Leur effet est très remarquable dans les maladies chroniques des muqueuses de l'urètre et de la vessie, avec ou sans désorganisation des voies urinaires, de même que dans les complications hémorrhoïdales.

Des sécrétions pituiteuses de l'urètre, des catarrhes de la vessie, quelle que fût la disposition sur laquelle ces maux se fondaient, ont été radicalement guéris par le seul usage de nos eaux, aussi bien que les maladies des membranes muqueuses d'autres organes.

Nos eaux contenant de l'iode et du brome, produisent le même effet que l'alcali iodique si fort vanté par *Riccord* dans ces blennorrhées chroniques de l'urètre qui doivent leur existence à des infections gonorrhoïques et qui, en cas de fautes diététiques ou médicamentales, prennent souvent un aspect désespérant pour le malade, comme pour le médecin.

L'usage de nos bains, et en particulier des eaux de la source Elisabeth, a guéri toute espèce de dartres et d'autres maux invétérés qui s'étaient portés sur les organes de la respiration, sur les yeux, sur le nez, etc., et qui tous provenaient du mauvais traitement d'une gonorrhée, imprudemment arrêtée dans son cours. Cet écoulement renouvelé par nos eaux, même après une interruption de plusieurs années, les maux susdits ont perdu à la fois de leur intensité, et leur guérison a eu lieu conjointement avec celle de la gonorrhée.

E. Stéatômes gonorrhoïques.

Les formations tuberculeuses qu'on nomme stéatômes doivent le plus souvent leur existence à des gonorrhées fréquentes ou de longue durée, et qui ont été négligées. L'emploi persévérant de nos eaux les a souvent complètement guéries. Il est d'une grande importance de savoir si elles se trouvent dans l'intérieur du scrotum et en rapport avec les textures des cavités du bassin et du ventre, ou si elles ont déjà passé plus avant dans d'autres cavités et dans d'autres organes. Dans le premier cas on peut espérer une guérison, mais rarement dans le second.

F. Maladies des prostates et de l'urètre.

L'induration et l'hypertrophie des prostates existe souvent seule, mais plus souvent encore conjointement avec des strictures de l'urètre, avec des inflammations chroniques et une irritation névralgique du cou de la vessie et de la vessie elle-même, enfin avec des catarrhes invétérés de la vessie, en cas d'épaississement et d'engorgement des membranes du rectum.

Souvent, à la suite d'inflammations des voies urinaires, il se forme des abcès, des infiltrations et des conduits fistuleux dans le péritoine. Ces maladies proviennent des mêmes causes, énumérées dans le chapître précédent, et acquièrent le plus d'intensité chez les vieillards, en sorte que le médecin est obligé d'user de beaucoup de précautions en administrant des remèdes efficaces comme les sangsues, une sévère diète, etc.

La guérison de ces maladies aussi douloureuses que compliquées s'obtient par l'emploi de nos eaux dans une cure lente, conduite avec précaution et jointe à une diète consciencieuse. Presque aucune maladie n'exige une cure aussi bien dirigée et administrée d'une manière aussi variée, mais dans aucun cas le malade n'est si pleinement récompensé de sa persévérance que dans ces affections des organes génitaux.

G. Maladies des testicules.

J'ai encore obtenu le meilleur effet de nos eaux dans des gonflements chroniques, des indurations, des abcès et des formations fistuleuses des testicules et du scrotum, avec ou sans souffrance des glandes inguinales. J'ai vu quelquefois une dégénération particulière des testicules et des cordes séminales chez des jeunes gens dont les parents avaient été atteints de scrofules ou de syphilis mercurielle, et chez ceux qui avaient trop tôt fait un abus de leurs organes sexuels. Cette désorganisation était souvent accompagnée d'abcès fistuleux avec gonflement et destruction des glandes inguinales. Les parties génitales de ces jeunes gens paraissent d'ordinaire affaiblies, terreuses, inanimées. Les testicules sont quelquefois changés en des nœuds bossus, épais, irréguliers, peu sensibles, et qu'entourent des épididymes plus durs, moins égaux, moins sensibles, souvent avec induration et agrandissement des cordes séminales, auxquelles aboutissent des conduits fistuleux courbés.

Dans un age plus avancé ces désorganisations pourraient quelquefois faire entreprendre l'extirpation de ces textures. Mais on reconnaît toujours par un examen plus attentif du malade que ces dégénérations, qu'on avait d'abord crues scirrheuses, se sont formées très lentement, sans douleur, et qu'elles ont atteint leur grandeur d'une manière presque inaperçue. J'ai souvent trouvé dans ces maladies, outre le gonflement des glandes inguinales et de leurs veines lymphatiques, un agrandissement de toutes les veines lymphatiques et de leurs glandes dans l'intérieur du bassin et du ventre.

Il est digne de remarque que la réorganisation des parties malades ne va pas de la péripherie au centre, mais qu'elle commence au tissu même du testicule et s'étend peu-à-peu vers l'épididyme et la corde séminale.

Mr N., âgé de 32 ans, souffrait, en suite de plusieurs gonorrhées, d'un grossissement considérable et d'une induration noueuse des deux testicules et du funicule spermatique gauche. La glande prostatique était agrandie et indurée à l'excès, ce qui gênait beaucoup les fonctions du rectum; il y avait aussi un rétrécissement de l'urètre dans la fosse naviculaire.

Plusieurs médicaments, tels que la décoction de Zittmann deux-fois, et le syrop de Laffecteur, avaient été pris sans produire aucune amélioration. Le malade avait employé aussi plusieurs eaux minérales, mais sans succès.

Cinquante bains, des injections d'eau minérale dans l'urètre et l'intestin rectum, conjointement à l'usage intérieur de la source, non seulement amenèrent la résorption des indurations de la glande prostatique, mais guérirent également le rétrécissement de l'urètre et réduisirent les testicules et le funicule spermatique à leur volume ordinaire.

Mr W., âgé de 19 ans, qui jamais n'avait souffert d'une maladie syphilitique ou d'une gonorrhée, avait les deux testicules gonflés et indurés. Cette induration se communiqua aux funicules spermatiques, et alors se montrèrent trois ulcères fistuleux au tissu testiculaire. En même temps les glandes inguinales étaient gonflées et ulcérées. La digestion était mauvaise, et en conséquence il y avait émaciation du corps entier. Après avoir reconnu la nature scrofuleuse de ces dégénérations, les médecins conseillèrent l'usage de notre source.

Après quelques bains, j'ouvris les ulcères fistuleux jusqu'au fond, pour les mieux exposer à l'action de l'eau. Dix litres d'eau-mère seulement, jetés dans le bain, suffirent pour opérer une granulation saine, qui les ferma peu-à-peu.

Cinquante bains suffirent pour amener la guérison complète des ulcères des testicules et des glandes inguinales, comme pour rétablir le volume et l'élasticité normale de ces organes; en sorte qu'on ne pouvait plus remarquer aucune dégénération, sauf les cicatrices guéries des ulcères. Dans le même temps la digestion se rétablit et le corps reprit toute sa vigueur.

H. Désorganisation du corps caverneux.

Il vient souvent ici des malades qui souffrent d'épaississements et d'indurations cartilagineuses de ces parties et de leurs veines et vaisseaux lymphatiques. Dans ces maladies rares et quelquefois compliquées d'autres maux graves la source Elisabeth a toujours prouvé sa force dissolvante.

Quand les maladies des organes sexuels sont guéries par nos eaux, la force et l'activité de ces organes, la santé générale et la bonne mine qu'on avait perdue se rétablissent ordinairement bientôt.

Il est presque inutile d'ajouter que toutes les maladies décrites plus haut demandent une cure longtemps soutenue et des soins minutieux.

I. Formation de gravelle et de calculs dans les reins et dans la vessie.

Ce que j'avais dit, en 1837, de l'efficacité de nos eaux dans les maladies de gravelle et de calculs des voies urinaires, s'est démontré depuis d'une manière éclatante.

Mes expériences m'ont prouvé que l'usage intérieur

et extérieur de nos eaux peut non seulement arrêter la formation de gravelle et de pierres dans les vaisseaux urinaires, lors même qu'elle a lieu depuis bien des années, et éloigner presque sans douleurs les produits maladifs amassés dans ces organes, mais qu'elles ont encore la vertu spéciale de guérir le penchant à ces dépositions maladives, et de ramener à leur état normal les vaisseaux urinaires.

Un cas que je vais décrire et qui se distingue par sa complication goutteuse-hémorrhoïdale, sa longue durée et les puissants remèdes qui ont été employés pour sa guérison, servira le mieux à convaincre tout médecin de l'efficacité de la source Elisabeth contre cette affreuse maladie.

Je laisse parler le malade distingué lui-même, en remarquant seulement qu'il est d'une constitution forte et vigoureuse, qu'il n'a jamais été souffrant dans sa jeunesse et qu'il a mené une vie très régulière, toute consacrée au travail de la pensée. La pierre ou la gravelle n'a point, que je sache, régné dans sa famille. Le malade raconte ce qui suit:

„Dès l'âge de 20 ans je souffrais beaucoup de douleurs rhumatismales, auxquelles se joignirent plus tard des hémorrhoïdes. Ces maladies paraissent avoir donné naissance aux pierres des reins dont je vis sortir les premières en 1822, après avoir, plusieurs années auparavant, évacué, sans trop y faire attention, de la gravelle et du sang avec l'urine. Dans les années 1823, 1825, 1827, 1828, 1835 et 1836 je pris les eaux de Carlsbad et, en 1837, les eaux de Wiesbaden contre cette maladie, mais sans pouvoir l'éloigner tout-à-fait, ni en détruire la cause fondamentale.

Depuis 1828, je fus obligé de prendre continuellement du *Natrum carbonicum depuratum siccum*, mêlé de *capsicum annuum*, ce qui empêchait la conglomération de la gravelle, qui s'éloignait sous cette forme. Si j'interrompais l'usage de ce remède, j'en étais sévèrement puni par la perte la plus douloureuse de pierres.

Je m'aidai de ce remède jusqu'en 1835, non sans l'appréhension constante de voir les calculs augmenter de nombre et de volume; mais la perte de sang mêlé de gravelle qui sortait des reins, devenant toujours plus forte, j'entrepris en 1838 une cure à Creuznach. Quoique mon médecin fût contraire à ce projet et que vous m'eussiez déclaré, à la première consultation, que la source Elisabeth n'avait pas encore servi jusqu'alors contre la formation de calculs dans les reins, vous m'en fîtes cependant prendre les eaux avec le plus brillant succès, quand je vous eus exposé l'histoire de ma maladie et les causes qui me faisaient espérer un heureux résultat d'une cure à Creuznach. Déjà après 1838 la perte de sang diminua. Après la seconde cure, en 1839, à la source Elisabeth, toutes les dépositions maladives disparurent avec les symptômes qui les avaient accompagnées. Depuis 1839, non seulement je n'ai évacué ni calculs ni gravelle, mais la perte de sang a cessé au point de n'avoir pas même lieu lorsque je me suis fatigué à chasser ou à gravir des montagnes.

La première formation de calculs eut lieu en 1822, lorsque j'avais près de 40 ans. Toutes mes cures antérieures à 1838 n'avaient eu qu'un succès passager; la formation de calculs avait cessé pendant quelques mois, pour recommencer après ce temps. J'eus alors recours jusqu'à la prochaine cure au remède indiqué, dont je ne me suis plus servi depuis 1839.

Le souvenir de Creuznach éveille toujours en moi le plus vif sentiment de reconnaissance, et je rends graces à Dieu de ce qu'il m'a conduit vers vos eaux, etc.

N., en Mars 1845.“

Je n'avais prescrit d'autres remèdes pour éloigner cette maladie compliquée, que l'eau de la source Elisabeth mêlée de lait et prise conjointement avec des bains de la même source, en sorte que la guérison ne doit être attribuée qu'à ces eaux seules. — Quand le malade, après avoir bu depuis quelques jours l'eau de la source Elisabeth avec du lait, me montra l'urine de la nuit, j'avoue que je fus effrayé non seulemeut de la grande quantité de gravelle, mais surtout de la masse de sang foncé, d'un noir bleuâtre et liquide, qu'elle contenait, et qu'il n'y a que la bonne constitution générale du malade, qui pût me disposer à lui faire continuer la cure, non sans lui recommander de ne pas trop boire, et de se donner beaucoup de repos. Les longues et grandes souffrances lui avaient donné tant de résolution à continuer la cure, que j'en fus entraîné moi-même et que j'osai bientôt lui permettre de boire l'eau de la source Elisabeth toute pure. L'urine était toujours mêlée de sang, de gravelle et de petits calculs, mais dans une proportion toujours moindre; peu à peu elle prit une couleur plus pâle et plus naturelle, et au bout de quelques semaines elle fut pure, claire et sans mélange. Elle continua d'être telle, à de rares exceptions près, jusqu'à la fin de la cure en 1838.

Lorsque la cure fut réitérée en 1839, ces symptômes effrayants de la perte de gravelle, de petites pierres et de sang se renouvelèrent; mais cela diminua très vite, de sorte que vers la fin de la cure il y avait une guérison du moins apparente, mais qui s'affermit à tel point que, de 1839 où elle eut lieu jusqu'en 1845 où j'écris ceci, il n'y a pas eu la moindre rechûte.

Cet heureux succès dans une maladie si invétérée

et si compliquée mérite d'autant plus notre attention que l'usage, continué pendant 6 ans, des eaux efficaces de Carlsbad, de Wiesbaden, et des remèdes les plus vantés ne put qu'amener un soulagement passager, mais non produire une guérison complète.

Nos eaux éloignèrent non seulement la formation de pierres et de gravelle, et procurèrent un soulagement grand et prompt, mais elles firent disparaître si complètement toute complication maladive, qu'après six ans il n'en est resté aucune trace, et que le malade jouit maintenant, malgré son age avancé, de la santé la plus parfaite.

Depuis ce temps j'ai guéri encore plusieurs cas pareils, mais dont aucun n'avait la même importance. Tous m'ont prouvé que l'eau de la source Elisabeth peut non seulement éloigner presque sans douleurs la gravelle et les calculs formés dans les reins et la vessie, mais encore faire cesser la disposition à ces maladies, quand même elle avait existé pendant des années.

K. Maladies des os et de leurs articulations.

Nos eaux se sont toujours montrées efficaces dans ces maladies scrofuleuses des os, du périoste et des articulations qui sont accompagnées si souvent d'autres dyscrasies, d'inflammations, d'enflures, de gonflements, d'indurations, de courbures et de dislocations.

On en obtient des résultats aussi heureux quand ces maladies sont accompagnées de dépositions métastatiques, comme de tumeurs lactées ou lymphatiques, ou quand ces dépositions subsistent par elles-mêmes Lorsqu'à ces tumeurs lymphatiques se trouvent joints la carie ou des abcès au périoste, aux ligaments et aux membranes synoviales, de même qu'à leurs glandes, la maladie exige non seulement l'usage intérieur et extérieur de nos eaux, mais encore l'application locale de l'eau-mère mêlée de vase minérale, par laquelle on obtient les plus beaux résultats en très peu de temps.

Ces dépositions maladives des os et de leurs articulations se montrent le plus souvent à l'épine dorsale, aux clavicules et aux os longs des pieds et des mains.

Ces altérations des os, du cartilage et de ce qui les entoure à l'épine dorsale et dans son intérieur sont de la plus grande importance et demandent beaucoup d'attention.

1° A cause du changement particulier de structure et du déplacement local des os mêmes, puis surtout

2° A cause de leur grande influence sur l'épine dorsale et ses membrames, de même que sur les nerfs qui en proviennent.

Il n'est pas rare que le médecin ait à traiter des malades qui souffrent soit de gonflement, d'incrassation et de déplacement local d'une vertèbre, soit de courbures ou de distorsions de plusieurs. A ces maux se joint souvent une faiblesse ou une paralysie complète des jambes et des bras, accompagnée, surtout pendant la nuit, d'une sensation douloureuse aux extrémités, ainsi que d'un tiraillement continuel, qui, s'il est prolongé, entraîne avec soi l'amaigrissement des parties affectées. Souvent aussi il y a irrégularité dans les selles, soit que les sécrétions rénales et intestinales viennent à manquer (*retentio urinae et alvi*), soit qu'on ne puisse les retenir (*incontinentia urinae et alvi*). Le mal s'étend même quelquefois à la vue, qui s'affaiblit considérablement. D'abord un oeil est affecté, puis les deux; enfin cette faiblesse atteint successivement les autres sens. Des médecins attentifs et expérimentés ne tarderont pas à découvrir la cause véritable de ces symptômes. C'est toujours quelque affection dont la colonne vertébrale est atteinte, quelque pression occasionnée par son déplacement local, quelque tiraillement, quelque désordre de la moëlle épinière et de ses membranes, ainsi que d'un ou de plusieurs nerfs qui en proviennent. Le médecin trouvera bientôt, par un examen scrupuleux, que le mal ne vient d'aucune cause extérieure, telle qu'une chute, un coup, etc.; comme des parents sont si vite disposés à le croire, mais qu'une dyscrasie, qui se trouvait dans le corps, s'est déposée dans les textures osseuses et molles de l'épine du dos. Il ne conseillera pas l'emploi de machines et de bandages orthopédiques, qui souvent ne font qu'augmenter les souffrances, mais il prescrira, aussi longtemps que dure l'irritation maladive et souvent inflammatoire, des remèdes faciles qui tendent à corriger les humeurs et à faire cesser l'irritation locale. Ces remèdes, joints au repos nécessaire et à un régime convenable, feront plus que tous les expédients mécaniques.

L'expérience a placé nos eaux parmi les remèdes les plus efficaces dans toutes ces maladies qui proviennent de dépositions dyscrasiquns. Leur usage intérieur et extérieur, scrupuleusement dirigé, a donné les plus brillants résultats. Non seulement les changements dans les substances osseuses et dans les parties qui les entourent furent réduits à leur état naturel, mais leur influence nuisible sur d'autres organes, comme les yeux, etc. se perdit à mesure que l'épine dorsale se rétablissait, et fut guérie peu à peu, sans qu'il fallût un traitement spécial.

Des sinuosités, des abcès fistuleux en rapport avec des maladies des os, et qui sont souvent la suite d'abcès lymphatiques ou métastatiques, de tumeurs blanches et froides, dont le siége ordinaire est près des articulations, toutes ces maladies se guérissent ici, à moins qu'on ne les ait laissé empirer trop fort.

J'ai aussi vu guérir, par l'emploi judicieux et persévérant de nos eaux, ces formations d'abcès dans l'intérieur des cavités du ventre et du bassin, qui ont leur point central près des vertèbres lombaires et du muscle psoas-iliaque, lors même qu'elles étaient accompagnées de gonflements, de dislocation et de sensibilité à l'endroit extérieur correspondant de l'épine dorsale, qu'il y avait paralysie incomplète de la jambe du même côté, contraction et raccourcissement dans l'articulation du genou avec un grand amaigrissement et une fièvre dangereuse, et qu'enfin l'ouverture fistuleuse de ces abcès, près du cercle inguinal, donnait chaque jour passage à une sanie de mauvaise odeur.

Cette carie scrofuleuse, etc. des os de la main et du pied, nommée *pédarthrocace*, qui s'attache aux os du milieu (du métacarpe et du métatarse) plutôt qu'à ceux des doigts et des orteils, et qui souvent communique par des sinuosités avec la malléole et le poignet, guérit si parfaitement, malgré des inflammations et des tumeurs quelquefois très graves, que le membre attaqué rend autant de services que les autres.

Des nécroses provenues des dyscrasies susdites et qui avaient gagné surtout les grands os creux, l'os de la jambe, ou tibia, le fémur et l'humérus, au point que les plus habiles chirurgiens ne pouvaient les en éloigner, ont souvent été expulsées du corps dans une seule saison (j'en possède des fragments d'un grand volume), et nos eaux, en corrigeant la masse des humeurs qui leur avaient donné naissance, ont encore radicalement guéri les abcès fistuleux dont le membre souffrant était depuis longtemps couvert.

Feu le docteur *Stieglitz*, l'un de nos plus grands praticiens, ne pouvait assez m'exprimer sa joie et son admiration sur la guérison d'un abcès de lait de l'espèce la plus dangereuse, opérée par nos eaux. La métastase s'était déposée près des vertèbres lombaires supérieures, au dessus de la rate et sous le diaphragme, dans la cavité du ventre, et en dehors du péritoine; elle s'était frayé un chemin vers l'extérieur par plusieurs conduits fistuleux, et donnait tous les jours une grande quantité de pus liquide, d'un blanc jaunâtre, mais sans odeur. En même temps que cet abcès s'était formé, les deux jambes avaient été frappées de paralysie; la malade, considérablement amaigrie, souffrait d'une fièvre dangereuse. Tous les remèdes étaient demeurés sans succès. Enfin au bout d'un an, on consulta le docteur *Stieglitz*, qui prescrivit l'usage de nos eaux. Des bains pris pendant plusieurs mois et des compresses appliquées sur la partie souffrante amenèrent une guérison complète de la métastase et rendirent aux jambes leur mouvement. Pour se fortifier, la dame susdite prit encore les eaux de Schwalbach et alla passer l'hiver dans le midi. J'avais conseillé de répéter la cure l'année suivante, ce qui eut lieu exactement. J'en fais mention parceque l'ouverture fistuleuse, qui avait été très bien fermée pendant un an, s'enflamma après le septième bain, se rouvrit et suppura assez fort pendant quinze jours. Après ce temps, la plaie se ferma de nonveau et ne s'est plus rouverte depuis lors (il y a de cela six ans), quoique la dame dont il s'agit ait fait plus tard d'heureuses couches.

L. La goutte et les hémorrhoïdes.

La goutte et les hémorrhoïdes ont leur siége commun dans la veine-porte. Toutes les deux sont des maladies héréditaires, toujours accompagnées d'affections des organes digestifs et d'une sécrétion bilieuse interrompue ou altérée. Elles se fondent l'une et l'autre sur la suppression ou l'interruption des fonctions de la peau, comme de celles des organes urinaires et de leurs sécrétions. Le plus souvent ces maladies sont occasionnées par un abus des fonctions sexuelles, par les trop grandes jouissances de la table et par des refroidissements.

L'action de ces deux maladies se porte de préférence vers le système vasculaire. La goutte se prononce davantage par la plus forte excitation du cœur et des ramifications d'artères, tandis que les hémorrhoïdes se manifestent ordinairement dans les grandes veines de la cavité du ventre, et plus tard du bassin. Les hémorrhoïdes se répandent de la veine-porte vers les veines du rectum, plus tard vers la vessie et l'utérus.

La goutte a la tendance dangereuse à déposer un produit maladif, appelé ordinairement matière goutteuse, dans le tissu des parois de vaisseaux et des valvules du cœur, ainsi que des plus grandes artères dans les membranes fibreuses et séreuses, dans les articulations et leurs ligaments, à les priver du libre mouvement, comme les artères et le cœur par la formation de cartilage et d'os, à interrompre par là leurs fonctions normales et à les mettre hors d'emploi.

Nous faisons usage de nos eaux avec beaucoup de succès pour faire cesser les dérangements dans le système de la veine-porte, pour rétablir l'activité des organes digestifs, et pour l'augmenter en la régularisant. Par leur influence bienfaisante, tous les organes de la peau et les organes urinaires redoublent d'activite et secrètent plus énergiquement les matières morbifiques déposées, qu'une résorption augmentée des vaisseaux a reportées dans le sang et la masse des humeurs.

Des dépositions considérables de matière goutteuse dans les articulations furent si complètement guéries par l'usage intérieur, extérieur et local de nos eaux, que le malade put parfaitement se passer des béquilles dont il faisait usage auparavant.

Par l'emploi extérieur et intérieur de nos eaux, la circulation du sang dans tout le corps devient libre et régulière, l'activité de la peau est fortement excitée, et leur influence bienfaisante sur les maladies hémorrhoïdales se fait bientôt sentir.

Elles se sont enfin montrées fort salutaires dans le cas d'une disposition, héréditaire ou non, aux hémorrhoïdes, lorsque cette maladie n'avait pas encore déployé tous ses symptômes extérieurs et visibles. Même lorsque cette disposition était accompagnée de congestions vers la tête, la moëlle de l'épine, le foie et les poumons, l'emploi de nos eaux tant général que local a souvent produit des effets surprenants.

M. Rhumatisme.

De même que dans la goutte nos eaux agissent en éloignant les éléments maladifs qui se trouvent dans le sang, elles ont un favorable effet, employées comme bains, sur le rhumatisme chronique. Leur emploi est surtout d'un grand succès dans cette faiblesse de la peau et du système nerveux péripherique, laquelle approche parfois de la paralysie.

Ces faiblesses sont souvent la suite de rhumatismes

longs et douloureux, auxquels se sont joints des dépositions et autres symptômes de maladie.

Quand le rhumatisme a encore un caractère aigu et irritable, et qu'il n'est pas fondé sur des matières scrofuleuses, herpétiques ou autres, on fait bien de choisir, pour s'en guérir, un traitement moins fort, comme des bains d'eau tiède ou les eaux thermales de Wiesbaden, d'Aix-la-Chapelle, de Töplitz, de Baden-Baden, dont l'efficacité dans ces maladies est constatée.

N. Rachitis.

Aucune espèce de dyscrasie ne dispose plus au rachitis que les scrofules. Dans la maladie susdite tous les organes glanduleux sont d'une grosseur extraordinaire et développés d'une manière fâcheuse. Les os sont amollis et le procès d'ossification recule au lieu d'avancer; enfin l'urine contient plus de phosphate de calcium qu'à l'ordinaire. Aux autres substances animales des os ne se mêlent pas autant de sels et de terres qu'il en faut pour leur dureté et leur consistance; la masse en reste donc plus molle, plus flexible. De même que les glandes, le foie, la vésicule du fiel et les reins sont considérablement agrandis.

Non seulement les reins sont dans une activité maladive et ont une sécrétion plus forte que dans leur état normal, mais aussi le foie, la peau et les poumons. Ce qui du moins porte à le croire, c'est la mauvaise odeur de l'haleine des enfants rachitiques. Le rachitis est le plus souvent héréditaire dans certaines familles; quelquefois cependant il est accidentel. Ce dernier cas est surtout fréquent dans des vallons étroits et humides, dans des maisons peu aérées et lorsque la nourriture est lourde, farineuse, indigeste et insuffisante, causes particulièrement nuisibles dans les premières années de la vie.

Nos eaux, de même que celles de Schwalbach, de Pyrmont et de Spa, guérissent parfaitement les maladies des tissus osseux et glanduleux, non moins que des organes digestifs, pourvu qu'à leur usage on joigne une nourriture abondante, facile à digérer, se composant plutôt de viandes que de choses farineuses; un grand soin de propreté et du physique en général; enfin, le plus de séjour possible dans un lieu sec et exposé au soleil.

Nos eaux opèrent la guérison du rachitis en rehaussant l'activité affaiblie de la peau, en régularisant la sécrétion des vaisseaux urinaires, devenue anormale pour la quantité et la qualité; en augmentant la préparation de la fibrine dans le sang et en lui communiquant une plus grande quantité de carbonate de fer et de muriate de calcium, par où les os acquièrent, souvent en très peu de temps, la force et la solidité qui leur sont nécessaires.

C'est un fait connu que le rachitis se présente fort rarement dans les pays chauds, jamais sous les tropiques, mais très fréquemment et dans une progression croissante vers les contrées du nord. Aussi doit-on regarder comme un des plus puissants et des plus agréables auxiliaires de la cure le doux climat de notre vallée, à la fois large et environnée de hautes montagnes, offrant une végétation riche, méridionale, et où prospèrent en abondance, près des chênes vénérables, les raisins, les amandes et les châtaignes.

O. Maladies cutanées.

De toutes les maladies qu'on cherche à guérir par nos eaux, les maladies chroniques de la peau sont les plus fréquentes, et Creuznach doit une grande partie de sa réputation aux brillants succès obtenus dans le traitement de leurs formes les plus opiniâtres et qui avaient résisté à tous les remèdes. Mais il est essentiel de bien distinguer ces diverses formes, attendu que nos eaux ne conviennent pas à toutes, et pourraient même en empirer quelques-unes : je dois donc indiquer spécialement celles d'entre elles qu'on guérit chez nous. Bien entendu qu'il ne peut pas être question ici des maladies aiguës, sous quelque forme qu'elles puissent se présenter.

Quant à la manière d'employer nos eaux, il y a

peu de remarques générales à faire : elle varie selon la nature de la maladie et l'individualité du malade; il faut savoir si le mal est simplement local et occasionné par des accidents tout extérieurs, ou s'il est l'expression d'un état dyscrasique, avec quelles complications il se montre, etc.

C'est au médecin de juger quel est l'emploi de nos eaux qui convient le mieux dans chaque cas particulier. Nous avons fait la fâcheuse expérience que leur emploi malentendu a fait beaucoup de mal dans les cas même où elles auraient pu être du plus grand secours.

D'après ma conviction, il y a peu de maladies chroniques de la peau qui ne soient fondées sur une détérioration dyscrasique du sang, ou sur la souffrance d'un ou de plusieurs organes élémentaires. Il faut rechercher exactement si ces dispositions fondamentales sont héréditaires; si elles sont produites soit par le genre de vie, soit par contagion; si enfin plusieurs de ces causes, ou si toutes agissent à la fois; et cet examen fait, il faut diriger la cure en conséquence. Lorsque le mal est purement local, provoqué par des accidents extérieurs, comme dans quelques formes d'eczéma, qu'il n'existe pas encore depuis longtemps et qu'un examen minutieux du malade ne laisse pas craindre une métastase sur un organe intérieur qui y soit disposé par sa faiblesse, nous parvenons souvent à rétablir la santé de l'organe de la peau par le moyen énergique et extérieur de bains et de douches; mais nous préférons, par précaution, corriger les humeurs de l'organisme par l'usage intérieur de nos eaux et expulser ces humeurs de la peau par une plus grande activité dans la sécrétion.

De tous les procès maladifs sur lesquels se fondent les maladies chroniques de la peau, le procès scrofuleux est le principal. On a obtenu ici les plus beaux résultats dans ces maladies, comme dans tous les maux fondés sur le procès scrofuleux. Le traitement de ces formes exige l'emploi tant intérieur qu'extérieur de nos eaux.

Les succès n'ont pas été moindres dans toutes les formes de maladies cutanées qui se fondaient sur la syphilis et qui avaient résisté à l'emploi des cures antisyphilitiques les plus énergiques. Des cas plus fréquents encore sont ceux où un long traitement à l'aide de préparations mercurielles avait provoqué une dyscrasie, qui maintenait l'affection cutanée dans toute sa force ou rendait du moins fort douteuse la diagnose du mal fondamental, et dans ces cas nous avons admiré l'effet produit par l'eau de la source Elisabeth.

Souvent ce qui contribue à faire naître des maladies cutanées, c'est que la circulation est interrompue, surtout dans les vaisseaux des cavités du ventre, du bassin et de la poitrine, ou que les organes renfermés dans ces cavités, notamment le foie, la rate et les parties génitales, présentent une action maladive. Nos eaux, dans ces cas, rendent de grands services; leur usage intérieur et extérieur écarte à la fois le mal et sa cause, de manière à rendre impossible le retour, d'ailleurs si fréquent, de ces maladies.

Je vais maintenant indiquer les maladies cutanées dont j'ai obtenu la guérison par nos eaux, en joignant à leurs noms quelques remarques qui me paraissent dignes d'attention. Quant à la nomenclature, j'y donnerai les synonymes aussi complètement que possible, en citant les différents auteurs, pour empêcher qu'on ne s'y trompe trop facilement.

Parmi les exanthêmes chroniques, qui consistent essentiellement dans un état anormal de l'épiderme, les suivants out été traités ici avec succès :

1° Pityriasis, herpès furfureux volatil, (*Alibert, Dandruff*) avec toutes ses différentes variétés comme p. simplex (tinea furfuracea, porrigo furfuracea), comme p. amiantacea, porrigine amiantacée (*Alibert*), psydracia, tinea amiantacea (*Fuchs*), comme versicolor (*Willan*), panne hépatique (*Alibert*).

Il est clair que dans le traitement il faut surtout avoir égard aux causes sur lesquelles la maladie se fonde. L'expérience m'a démontré que sa forme simple se guérit souvent par le seul usage des bains, tandis que dans la pityriasis versicolor p. ex. j'ai dû prescrire, avec le régime le plus sévère, l'emploi intérieur de nos eaux et avoir recours aux douches, pour éloigner le mal tout-à-fait.

2° Ichthyosis, maladie écailleuse; serpentine, pargamine.

Dans cette forme de maladie l'usage de nos eaux a toujours fait du bien, dans quelques cas distingués elles ont effectué une complète guérison.

3° Psoriasis, dartre sèche écailleuse, herpès furfureux et squameux (*Alibert*). Ce mal opiniâtre demande, pour être guéri, un emploi prolongé, intérieur et extérieur, de nos eaux. Je vais citer ici un fait curieux: c'est que dans les cas où la dégénération de l'épiderme ne paraît que dans une étendue restreinte, surtout près des articulations du genou et du coude, elle résiste plus opiniâtrement à la guérison que dans ceux où elle embrasse plus d'espace.

Parmi les formes papuleuses des maladies de la peau il faut citer:

4° la dartre farineuse, et

5° le strophulus. Ces deux formes chroniques se présentent rarement dans notre pratique; elles consistent essentiellement en ce que le développement des follicules de la peau est empêché, ou en ce que le sebum détaché s'y trouve retenu. Elles guérissent promptement chez nous, grace à l'activité normale que nos bains rendent à la peau et à ses organes.

Un usage prolongé et l'emploi extérieur et intérieur de nos eaux est nécessaire contre

6° le prurigo, scabies sicca, maladie causée le plus souvent par des âcretés que le sang recèle, par des obstructions dans les vaisseaux abdominaux, etc. En traitant cette forme, j'ai été d'ordinaire obligé d'avoir recours à une grande quantité d'eau-mère.

Parmi les formes des maladies chroniques de la peau qui sont caractérisées par des vésicules, nous avons eu des résultats satisfaisants dans

7° le herpès, olophlyctide (*Alibert*), forme rarement observée dans son existence chronique. Les plus opiniâtres sont les herpes pseudosyphilis, praeputialis et vulvaris, ordinairement joints à des dérangements de digestion, et souvent accompagnés de vers ou de leucorrhées maintenues dans leur force par la malpropreté. Des bains simples et de fréquentes lotions de l'endroit affecté ont toujours amené une prompte guérison de ces maux, pourvu qu'on eût soin d'en écarter en même temps le principe.

8° Eczéma, herpès squameux humide (*Alibert*), dartre vive. Cette forme est de beaucoup la plus fréquente dans notre pratique. Elle se montre plus souvent à la figure et sur les mains qu'à des endroits couverts par les vêtements.

Le traitement dépend tout-à-fait des causes fondamentales. Chez des sujets jeunes, surtout chez des ouvriers de certains métiers, comme les boulangers, les meuniers, les laveuses, le mal doit être regardé comme purement local, et nous le guérissons tout simplement, par des bains. Nous observons souvent cette forme dans les grandes chaleurs de l'été, chez ceux de nos malades qui prennent des bains renforcés de beaucoup d'eau-mère, et surtout aux plis et aux articulations du corps. Loin de l'envisager comme une éruption critique, nous avons obtenu sa prompte guérison en diminuant la quantité d'eau-mère.

Là, comme dans les formes locales mentionnées ci-dessus, l'efflorescence de l'eczème humide n'est que la suite de l'excitation produite par la chaleur, la sueur et l'eau. Il en est de même de l'eczème qui vient si souvent après la gale et qu'on remarque surtout vers la courbure du bras, de la cuisse, etc.; ce mal ne provient que de l'effet irritant des frictions avec de l'onguent de soufre, du savon noir ou des solutions alcalines, et des bains simples de nos eaux le guérissent en peu de temps.

J'ai eu plus souvent encore à traiter ces formes opiniâtres de maladie qu'on doit regarder comme la déposition d'humeurs gâtées et dyscrasiques, et qu'on risquerait beaucoup à vouloir faire disparaître de la surface du corps, sans éloigner en même temps leur cause fondamentale en purifiant et en corrigeant la masse entière des humeurs par l'augmentation d'activité des organes de la peau, de l'urine et du canal intestinal.

Quant aux formes bulleuses, je ne parlerai que de rhypia, de rupia, de phlyzacia chronique (*Alibert*) et du pemphygus, dont la guérison s'est toujours effectuée par nos eaux.

Parmi les formes pustuleuses, il en est fort peu qui ne puissent être guéries ici. Mon cadre est trop restreint pour détailler ce riche groupe; je ne dirai donc que quelques mots sur les espèces qu'on traite le plus fréquemment chez nous. Ce sont:

a) l'Impetigo achor, porrigo favosa (*Bathemann*). Les enfants sont sujets à ce mal qui, comme toutes les maladies chroniques de la peau qu'on observe à cet âge, est l'éruption de la scrophulosis, soit qu'il se montre sur la tête couverte de cheveux (tinea mucosa granulata), soit qu'il paraisse au visage (tinea faciei, crusta lactea, achor muqueux de la face). Dans ces cas, la tâche du médecin sera toujours d'écarter la maladie cutanée en guérissant le mal fondamental.

b) Acne mentagra ou mentagre est une des formes

les plus opiniâtres, et provient le plus souvent d'un dérangement dans le système de la veine-porte. Un usage prolongé de nos eaux guérit les formes les plus difficiles de cette maladie.

Parmi les formes tuberculeuses je citerai ici :

c) le lupus ou dartre rongeante, maladie qui est presque toujours d'origine scrofuleuse. L'usage des bains, joints à des lotions fréquentes, à la boisson de nos eaux, etc., a amené dans bien des cas une guérison durable ; cependant je ne dois pas passer sous silence que, surtout dans les cas désignés comme lupus exedens, la guérison n'a été souvent que passagère.

9° Syphilis. Ces maladies, qui proviennent toutes de dyscrasies, trouvent surtout ici la plus parfaite guérison.

Mr M., âgé de 36 ans, ne souffrait dans son enfance que d'engorgements des glandes du cou. A 21 ans, il se rendit au Brésil, où il fut atteint d'une maladie cutanée par suite d'un changement rapide de température. Cette maladie se caractérisait par les symptômes suivants : Les fonctions de la peau avaient entièrement cessé, au point que le malade n'éprouvait plus ni sueur ni chaleur forte. Après une démangeaison cuisante dans les parties chevelues de la figure il s'y montra des éruptions pustuleuses, remplies d'un fluide jaunâtre, et qui entouraient chaque poil. Elles crevèrent et guérirent bientôt, mais pour reparaître peu de temps après plus grandes et plus nombreuses, puis se répandre sur toute la face du menton et de la joue gauche. L'éruption gagna ensuite le cou, les tempes et, en pustules distinctes. les deux sourcils, malgré l'usage de force remèdes, entre autres de la décoction de *Zittmann* deux-fois.

Mr M. vint à Creuznach dans le commencement de l'automne 1836, sur le conseil d'un ami, qui avait été guéri ici d'une maladie semblable.

Il but l'eau, se baigna, se fomenta souvent les parties affectées pendant six semaines, et dès lors un grand changement s'opéra. La peau, naguère sans sueur, même sous un climat tropical, recommença à fonctionner; d'abord partiellement sur le dos entre les épaules et à une ou deux autres places, mais peu à peu partout. Le malade sentit en même temps une agréable chaleur pénétrer sa peau, ce dont il éprouva un bien-être qu'il n'avait pas connu depuis longtemps; et, quoique le temps devînt ensuite très frais, l'activité de la peau se maintint et renforça celle des organes urinaires et digestifs.

Quelque temps après se manifesta la crise: c'étaient de grosses pustules aux parties chevelues du corps et particulièrement autour des organes génitaux. Dès que cette crise eut lieu, l'affection cutanée s'évanouit complètement La formation de pustules nouvelles cessa aussi, mais les anciens ulcères du cou ne se fermèrent pas, quoiqu'on eût arraché tous les poils qui s'y trouvaient.

Après qu'une décoction de salsepareille, sans mercure, eut été, pendant quatre semaines, essayée sans aucun succès, nous revînmes à l'usage des bains seuls; je tirai les cheveux maladifs avec la pincette et j'eus la joie de voir guérir parfaitement et pour toujours cette maladie, qui avait duré quinze ans.

XIV.

Quelques remarques sur l'eau-mère.

L'eau-mère de Creuznach joue maintenant un rôle si important dans le monde médical, qu'elle a acquis une réputation plus qu'européenne.

On l'emploie pour fortifier l'effet de l'eau dans la plupart des bains célèbres du voisinage, comme à Ems, à Wiesbaden, à Hombourg, etc., et dans les établissements de bains artificiels des grandes villes de tous les pays.

On ne sera donc pas fâché que j'ajoute à mon traité quelques remarques explicatives et que je dirige l'attention du public sur ce fait, savoir, qu'elle ne peut être expédiée en bonne qualité que de Creuznach même.

Il faut remarquer avant tout, que la valeur médicale de l'eau-mère liquide, en comparaison de celle qu'a l'eau-mère condensée au moyen de l'évaporation, mérite une attention particulière.

L'eau-mère qu'on emploie pour fortifier nos bains et qu'on expédie au dehors est le résidu liquide de l'évaporation obtenue par la cuisson de l'eau salée dans les chaudières, après que le sel commun en a été puisé par trois fois.

Outre une petite quantité de sel commun, cette eau-mère contient tous les éléments médicamenteux de nos eaux, dans un état très concentré. En la mêlant à nos eaux, on peut leur donner la force que la maladie exige et que le médecin qui connaît bien leur effet juge nécessaire ou utile.

L'eau-mère condensée, appelée autrement sel d'eau-mère, s'expédie d'ici aux droguistes et aux établissements de bains; on la dissout dans de l'eau pour l'approprier à l'usage des bains.

Indépendamment de l'altération que l'eau-mère subit par la méthode actuelle de condensation, il reste à considérer si cette eau-mère, dissoute ensuite, ne contient pas plus ou moins du liquide atténuant. La vue seule ne peut pas nous éclaircir sur ce fait; c'est la balance à la main qu'il faut s'en assurer, en observant la pesanteur spécifique.

Si l'on se propose de préparer des bains avec le sel d'eau-mère, il faut dissoudre en une seule fois toute la quantité qui se trouve dans le tonneau, et conserver cette solution pour l'usage à venir; c'est le seul moyen d'obtenir un liquide d'une égale composition chimique.

Les sels que l'eau-mère contient n'ont pas les mêmes degrés de cristallisation, c'est-à-dire que tel sel se cristallise plus tôt qu'un autre, quand l'eau-mère se refroidit; par conséquent, il se forme des couches de différents sels, qui, lors même qu'ils ne sont pas purs, diffèrent du moins par leur contenu de brome.

Il est arrivé à des chimistes qu'en préparant du brome*) ils obtenaient des résultats différents pour la quantité, lorsqu'ils se servaient d'eau-mère condensée; la cause en est dans ce que je viens de dire; mais l'eau-mère non condensée qu'on expédie d'ici fournit toujours une proportion égale.

Voici, d'après les recherches de *G. Osann*, quelles sont les propriétés et la composition chimique de l'eau-mère liquide de la saline Münster:

---

*) Le brome est, comme l'iode, un corps simple, et c'est le plus récemment découvert par la chimie.

Balard à Montpellier trouva le premier, en 1826, du brome dans l'eau de la mer, dans quelques plantes et animaux marins (Janthine violacea). De même que l'iode, le brome fut découvert dans nos eaux par le professeur *Liebig* à Giessen.

Le brome doit son nom, dérivé du grec (βρῶμος), à sa mauvaise odeur.

La pesanteur spécifique du brome est de 2,99. Il est trois fois plus pesant que l'eau, et très volatil; ce qui explique l'odeur continuelle du brome dans les salines, près des maisons à graduer, près des chaudières et des bains. A 20° Réaum. de froid le brome gèle; à 47° Réaum. il est bouillant et répand un très beau gaz d'un rouge hyacinthe. Mêlé à une solution d'amidon, le brome forme un beau jaune orange; c'est pourquoi l'on emploie l'amidon pour découvrir le brome dans ses combinaisons.

Après qu'on a sorti l'eau-mère des chaudières, sa température est égale à celle de l'air atmosphérique.

Un litre de Prusse d'eau-mère pèse 48 onces; son poids spécifique, après que le sel en a été plus ou moins extrait, est ordinairement 1,3143, à 15° Réaumur.

D'après les recherches de *G. Osann* *) l'eau-mère de la saline de Münster contient en 100 parties:

24,12	Bromure de calcium
9,29	Chlorure de calcium
0,48	Bromure de magnium
0,18	Jodine **)
0,80	Chlorure de potassium
1,28	Chlorure de sodium, puis une matière particulière et résineuse, de l'apocrénate de protoxyde de fer et une substance azotée qui, lorsqu'on la distille, se décompose et forme avec l'apocrénate de protoxyde de fer du cyanure ferroso-ferrique ou bleu de Berlin
63,85	Eau
100	parties.

*) Cette analyse, de même que les résultats donnés par *C. Lœwig* dans son ouvrage qui a pour titre: le Brome et sa composition chimique, où il dit avoir trouvé dans 30 livres de notre eau-mère condensée 20 onces de brome, ne doit s'entendre que d'eau-mère considérablement concentrée. Ordinairement 30 livres de notre eau-mère donnent 4 onces de brome.

**) L'iode, l'iodine est un corps élémentaire, d'après l'opinion

La couleur de l'eau-mère est d'un jaune foncé, plutôt brune; elle est claire et transparente. Au toucher, elle a quelque chose d'huileux, de gras, de glissant et de doux; elle mousse fortement et produit beaucoup de bulles blanches quand on la verse.

Son odeur est semblable à celle de plusieurs espèces de fucus et à l'air qu'on respire sur les rivages de la mer; seulement on y reconnaît davantage le brome. Rien n'approche tant de son odeur que celle de nos eaux, et surtout les évaporations près des maisons à graduer.

Le goût de l'eau-mère est désagréable et amer,

actuelle de nos chimistes; *Courtois* à Paris le découvrit en 1812. Le professeur *Liebig* fut le premier qui le trouva dans nos eaux. *Courtois* le découvrit d'abord dans plusieurs espèces de fucus. Une fois découverte, l'iodine fut bientôt trouvée dans plusieurs plantes et bêtes marines, dans l'eau de la mer et dans plusieurs eaux salées.

L'efficacité de l'iodine dans beaucoup de maladies fut bientôt reconnue par des médecins allemands, français, russes et anglais. *Lugol* et *Wutzer* ont le grand mérite d'avoir examiné les premiers l'effet de l'iodine dans les maladies scrofuleuses, et d'en avoir fixé l'emploi. L'iodine a un poids spécifique de 4,948, pèse 5 fois plus que l'eau et bout à 140° Réaum. Le gaz de l'iode est le plus pesant de tous les gaz connus. L'eau dissout 1/7000 de son poids. Avec une solution d'amidon, l'iodine produit une belle couleur bleue. On profite de ce phénomène pour découvrir l'iodine dans ses combinaisons.

fortement astringent, brûlant, salé, de manière qu'il reste longtemps sur la langue.

La peau frottée pendant quelque temps avec de l'eau-mère devient jaune et se pèle.

Quand on plonge la tête dans des bains où se trouve de l'eau-mère, les cheveux deviennent luisants, leurs racines sont fortifiées, et des dames élégantes ont cru remarquer qu'ils grisonnent moins vite, ce dont j'avoue n'avoir pas assez de foi pour me convaincre.

L'eau-mère liquide ne peut être conservée et transportée que dans des verres ou de la porcelaine. Des tonneaux de bois ne peuvent la contenir, elle les pénètre et s'en écoule; de sorte qu'on reçoit à peine la moitié de la quantité expédiée.

Quand on conserve longtemps l'eau-mère dans des tonneaux de bois, les remplissant toujours d'autant qu'il s'en écoule, jusqu'à ce que le liquide ait bien pénétré le bois, ce qui ne peut se faire sans une grande perte, les tonneaux deviennent propres à la conserver ou à l'expédier.

L'eau-mère condensée, qu'on expédie dans des tonneaux, doit être conservée dans des endroits secs, loin de toute humidité, et posée sur de vieilles planches.

Partout ailleurs l'eau-mère attire l'humidité et se décompose, ce qui occasionne non seulement des pertes, mais abîme les objets qui sont en contact avec elle.

L'eau-mère de la saline Münster est expédiée par la société des actionnaires à Creuznach; celle-ci peut seule expédier aussi l'eau de la source Elisabeth. Tous les cruchons qui ne portent pas le cachet de cette société, ne contiennent pas l'eau de cette source.

BIBLIOTHÈQUE NATIONALE R.F. IMPRIMÉS

Rectifications.

Page	ligne		au lieu de	lisez
Page 9	ligne 11	d'en haut,	au lieu de	les mets lisez: *la nourriture.*
» 10	» 1	»	»	plus l. *trop.*
» 10	» 2	»	»	diététiques que lorsqu'il l. *diététiques lorsqu'il.*
» 13	» 5	»	»	le comfort peut exiger l. *peut exiger le comfort.*
» 18	» 14	»	»	Pendant l'insession l. *Durant le bain.*
» 19	» 6	»	»	du sang l. *de sang.*
» 20	» 9	»	»	où l. *sans que.*
» 20	» 10	»	»	n'a pas lieu l. *ait lieu.*
» 21	» 2	d'en bas,	»	à l. *de.*
» 23	» 6	d'en haut,	»	boutous l. *boutons.*
» 31	» 6	d'en bas,	»	la vapeur contre les maladies l. *la vapeur employée contre les maladies.*
» 41	» 9	»	»	subi l'atteinte l. *été atteintes.*
» 41	» 7	»	»	avec le progrès de leur mal, diminuer l. *arrêter le progrès de leur mal, et diminuer.*
» 44	» 8	d'en haut	»	employé l. *consulté.*
» 45	» 9	»	»	maintenant l. *alors.*
» 58	» 3	d'en bas,	»	s'est démontré l. *a été confirmé.*
» 59	» 6	d'en haut,	»	le penchant à ces dépositions maladives l. *la disposition à ces dépôts maladifs.*
» 66	» 5	»	»	faciles l. *doux.*
» 68	» 1	»	»	(j'en possède des fragments d'un grand etc.) l. *(je possède des fragments d'os d'un grand etc.).*

www.ingramcontent.com/pod-product-compliance
Ingram Content Group UK Ltd.
Pitfield, Milton Keynes, MK11 3LW, UK
UKHW020336180726
13839UKWH00002B/747